UNE VIE PLEINE D'ÉNERGIE

UNE VIE PLEINE D'ÉNERGIE

Votre guide de santé et de succès

David Patchell-Evans

Avant-propos de Alain Beaudry

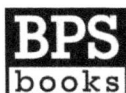

BPS
books

Cet ouvrage a paru en anglais sous le titre *Living the Good Life, Your Guide to Health and Success* publié en 2004 par ECW Press.

© 2010 David Patchell-Evans

Traduction : Ann-Marie Deraspé
Conception graphique et mise en pages : PageWave Graphics

ISBN 978-1-926645-23-0

BPS Books
Toronto and New York
bpsbooks.com

À ma mère Dorothy, à qui je dois tout et qui,
à 90 ans passés et après une chirurgie qui a failli lui
coûter la vie, a finalement recouru aux services
d'un entraîneur personnel.

À Jane, mon indispensable adjointe depuis
plus de 30 ans, que je considère comme ma sœur,
selon les rites de passage.

À mes frères Ed et Jerry sur qui
je peux toujours compter.

À Kilimanjaro et Tygre-Joy, mes si précieuses filles,
qui illuminent ma vie et l'enrichissent au-delà
de toute mesure.

Table des matières

AVANT-PROPOS

C'est un immense plaisir et un honneur pour moi de vous présenter mon ami et partenaire d'affaires, David Patchell-Evans — et son formidable livre, *Une vie pleine d'Énergie*.

Patch, comme tout le monde l'appelle, est propriétaire de GoodLife Fitness, le plus grand réseau de conditionnement physique au Canada. Pour ma part, je suis président fondateur d'Énergie Cardio, le plus grand réseau de mise en forme au Québec. Je suis heureux que nous ayons réussi à joindre nos efforts dans l'univers du conditionnement physique par l'intermédiaire de son récent investissement chez Énergie Cardio.

Patch et moi, nous connaissions personnellement et étions au courant de nos activités réciproques depuis plusieurs années; depuis peu, nous sommes devenus des amis et des collègues de travail. Nous avons été étonnés de constater à quel point nous partagions la même philosophie du conditionnement physique, malgré une entrée dans ce secteur d'activité totalement différente.

En ce qui a trait à nos débuts, Patch a ouvert ses centres de conditionnement physique après un grave accident qui lui a valu une longue période de physiothérapie intensive. L'intérêt pour le conditionnement physique qui en a résulté, allié à son talent naturel d'entrepreneur, a suscité la création de son premier centre à London, Ontario.

À l'inverse, j'arrivais du milieu de la finance. Alors que j'envisageais un changement de carrière, mon frère m'a offert de diriger son club de racquetball, chez nous, à Saint-Jérôme, une ville de 60 000 habitants à environ 40 kilomètres au nord-ouest de Montréal.

Mes voyages exploratoires à travers le Québec pour me renseigner sur les autres clubs de racquetball m'ont appris que l'intérêt pour ce sport diminuait au profit d'un intérêt accru pour l'exercice physique en général. Évidemment, lorsque j'ai converti certains des courts de mon club en gym, le club a pris son essor. Ce qui m'a amené à focaliser mes efforts pour satisfaire le désir de la population québécoise de se mettre en forme et de le demeurer.

Nous avons démarré notre entreprise, Patch et moi, dans les années 1980. Alors que Patch a établissait la sienne en Ontario et par la suite à l'échelle du pays — avec aujourd'hui plus de 200 clubs et 600 000 membres — je fondais une entreprise semblable au Québec, qui compte maintenant 70 centres et 145 000 membres. J'utilise le « je », mais je devrais plutôt dire « nous », car je n'aurais pas réussi sans l'énergie créative et le soutien de mes collègues et amies, Judith Fleurant et Caroline Pitre.

Quant à notre philosophie, elle a toujours été animée du même principe depuis le début de notre aventure : les gens d'abord, les affaires ensuite. Nous sommes convaincus que la mise en forme ne consiste pas à développer des muscles impressionnants, mais à établir les fondements physiologiques d'une vie pleine et en santé. Nous avons tous deux mis sur pied des programmes spéciaux pour les enfants, pour les jeunes et pour les femmes, et nous avons créé des fondations au profit des enfants pour assurer à notre pays un avenir sain.

À partir du moment où nous commençons à travailler le matin jusqu'à la fin de notre journée — souvent tard très dans la nuit — toutes nos énergies, à Patch et moi, sont consacrées à la gestion de nos centres. Nous ne sommes toutefois pas absorbés dans des détails de bilans ou de modèles de gestion, si importants soient-ils, mais par le ferme sentiment que GoodLife Fitness et Énergie Cardio améliorent la vitalité et le bien-être des hommes et des femmes, et celles des garçons et des filles de notre société.

Pour tout vous dire, cette perspective m'enthousiasme au plus haut point !

ALAIN BEAUDRY
PRÉSIDENT FONADATEUR
ÉNERGIE CARDIO

PRÉFACE

J'AI ÉCRIT CE livre parce que je souhaite vous encourager à profiter de la vie. Qu'est-ce que profiter de la vie? C'est vivre en santé. C'est se sentir à l'aise avec son corps, apprendre à en tirer le meilleur parti possible. C'est la sensation de vigueur et de vivacité que l'on éprouve lorsqu'on est en bonne forme. C'est être capable de se faire confiance pour affronter les défis de l'existence. C'est savoir que l'on peut surpasser ses rêves. C'est le sentiment d'être une entité vivante, avec un corps, un coeur, un esprit et une âme qui vibrent à l'unisson.

Contrairement à ce que racontent les médias, et même certains gourous de la mise en forme, demeurer en santé et en bonne forme n'est pas difficile. C'est même facile. J'espère, au fil de ces pages, arriver à vous convaincre de la simplicité de la tâche. Lorsque vous l'aurez vous-même vérifié, vous constaterez comme il est agréable et rassurant de constater que votre santé s'améliore; vous aurez alors l'impression de mieux contrôler votre vie.

Écrire ce livre fut pour moi une aventure. Celle d'abord de mettre sur papier mes idées et mes réflexions à propos du conditionnement physique tel que je le conçois depuis des années, et celle ensuite de partager les rêves et l'enthousiasme qui ont conduit au succès des centres de mise en forme GoodLife et à l'épanouissement de ma vie personnelle. Cette aventure dans le monde exigeant de l'édition eut toutefois été impossible sans l'aide et l'appui de nombreuses personnes.

Mes remerciements s'adressent à :

Sharon Lindenburger, mon scribe de confiance. Sharon, une journaliste spécialisée en soins de santé et elle-même auteur, m'a permis d'examiner la pertinence de mes réflexions et de les exprimer de manière accessible à des gens de tous les horizons. Son expérience de l'écriture se reflète dans les pages de ce livre.

Megan Cameron, directrice des communications chez GoodLife, qui a maintenu le projet dans la bonne voie et n'a cessé de m'inciter à écrire. Elle m'a encouragé en prenant soin des innombrables détails de cueillette d'information et en facilitant les rencontres avec les personnes clés.

Donald G. Bastian, directeur de Bastian Publishing Services, qui a cru à l'intérêt de ce manuscrit et en a assuré la publication avec diligence, patience et sensibilité.

Bill Pearl, qui m'inspire depuis le début de ma carrière dans l'industrie du conditionnement physique.

Barry "Bears" Neil Kaufman, pour toutes les suggestions que notre compagnie, et moi-même, avons puisé dans son livre *Happiness Is a Choice*.

Merci à tout le personnel d'exception de GoodLife, ses consultants, les dirigeants suivants : Jane Riddell, Dorothy Walsh, Maureen Hagan, Sue Chambers, Wes Shaver, Kathy Kaye, Ryan DiPede, Michele Colwell, Eric

Slota, Marian McTeer, Shelley Ramsay, Collette Watts, Dawn Underwood, Bill and Tony Van Haeren, Mike Chaet, Deb Smith, Judi Ohm, Phil Sorrell, Brian Mortimer, Peter Rasimus, Sharilyn Aitken, Ian Blair, Megan Cameron, Brad Lindsay, Sue Marsh, Andy Thompson, Lindy Brecht et Dann Sawa dont l'empressement à diffuser notre programme et l'attention qu'ils apportent à nos membres ont fait des centres GoodLife l'une des chaînes de centres de conditionnement physique les plus réputées en Amérique du Nord, et même dans le monde.

Je veux aussi souligner le dévouement de mes conseillers professionnels de longue date, Henry Berg, Bill Shanks et Jay Trothen.

Enfin, je tiens à remercier les membres des centres GoodLife, et plus particulièrement ceux qui ont accepté de partager leur expérience personnelle dans ce livre. Leurs histoires me touchent profondément. Elles confirment à quel point les gens qui prennent soin de leur santé et décident d'adopter un programme de remise en forme voient leur vie agréablement transformée. Sans la loyauté de ses milliers de membres, GoodLife n'existerait pas. À chacun d'eux, dont le nombre dépasse les 750 000 et ne cesse d'augmenter, je dis : c'est VOUS qui m'avez permis d'écrire ce livre. Sans vous, il n'aurait jamais vu le jour.

PATCH
DAVID PATCHELL-EVANS

UNE VIE PLEINE D'ÉNERGIE

CHAPITRE UN

LE PLAISIR SIMPLE D'ÊTRE EN FORME

COMMENT SE FAIT-il que seulement une personne sur cinq, soit 20 % de la population, fasse régulièrement de l'exercice? Comment expliquer que le reste des 80 % de la population ne s'en préoccupe pas? Pourquoi ces gens sont-ils, pour la plupart, sédentaires ou se figurent-ils que faire de l'exercice, c'est sortir les ordures tous les mercredis soir? C'est parce qu'ils s'imaginent que s'entraîner est difficile, qu'ils en sont incapables ou encore, qu'ils n'en ont pas le temps. Or, c'est pour vous prouver précisément le contraire que j'ai écrit ce livre. Mon but premier est de vous faire découvrir à quel point c'est simple de se maintenir physiquement en forme et que vous preniez conscience de tous les avantages qui en résultent dans la vie quotidienne.

Je ne suis pas un gourou de la remise en forme. Je ne vous dirai rien du dernier régime à la mode, ni ne vous décrirai en détail des exercices compliqués ou des appareils d'entraînement performants. Je vais simplement vous raconter ce que j'ai appris depuis 20 ans dans l'industrie de la mise en forme. Je suis quelqu'un qui se préoccupe énormément du bien-être et de la santé des gens. Je rêve d'une société dans laquelle le plus grand nombre possible d'individus atteindront un véritable bien-être. Je souhaite que les gens opèrent des choix qui leur assurent une bonne santé et une grande vitalité. Je veux les aider à mettre en application leurs décisions. C'est ce qui motive toute ma vie professionnelle.

C'est cette passion pour le bien-être et la mise en forme, avec la connaissance de la simplicité de l'exercice, qui a permis à mon entreprise, GoodLife Fitness Clubs Inc., de devenir la plus grande chaîne d'installations de conditionnement physique au Canada, et l'une des plus importantes en Amérique du Nord. Nous comptons 300 centres avec d'autres qui s'y joignent tous les mois, près de 8 000 employés et 750 000 membres, en nombre toujours croissant. Et notre seule raison d'exister, c'est de vous garder en forme et en santé, vous convaincre que c'est possible, vous faire abandonner votre sofa pour reprendre la maîtrise de votre corps.

Ma découverte de la mise en forme

ENFANT, JE NE pratiquais pas davantage de sports que la moyenne des jeunes de mon âge et je ne me suis jamais entraîné pour la compétition. À Toronto, dans le quartier de High Park où j'ai grandi, je jouais au hockey. Je passais une partie de l'été dans des camps de vacances et l'autre au chalet de mes parents, puis vers l'âge de 12 ans, j'ai commencé à travailler l'été. J'avais toujours des emplois qui nécessitaient un effort physique, comme par exemple celui de livreur à bicyclette pour une pharmacie. J'ai aussi travaillé dans une station d'essence où, pour vérifier à quelle vitesse je pouvais servir les clients, je sautais d'une voiture à l'autre en me donnant un élan entre les pompes. Ce que je ne savais pas, c'est que je faisais de la gymnastique aérobique. Monter et descendre les côtes de High Park à bicyclette entre seize et vingt heures, tous les soirs, raffermit passa-blement les muscles des cuisses.

Plus tard, je me suis intéressé à l'aviron et j'ai voulu faire partie de l'équipe nationale. Je dois dire que mon entraînement m'a bien servi, car les tests d'essai pour le recrutement se passaient à bicyclette et je me suis classé premier. Finalement, mon emploi de livreur m'aura permis de devenir, par la suite, champion de l'équipe *Aviron Canada*.

Vous imaginerez peut-être que cette longue pratique de l'exercice physique m'avait sensibilisé à l'entraînement, mais ce n'est pas le cas. Il a fallu que je me retrouve en morceaux dans un centre de réadaptation pour comprendre, enfin, la nécessité de prendre régulièrement soin de sa santé. À l'âge de 19 ans, j'étais à l'université depuis deux semaines lorsque j'ai subi un grave accident de motocyclette. Une voiture m'a coupé la route et la moto que je conduisais s'est renversée sur moi. Dans l'une de ces bouffées d'adrénaline produite par une réaction d'alerte, j'ai poussé brusquement le véhicule pour me libérer, après quoi je suis demeuré, pendant plusieurs heures, incapable de bouger. J'avais une clavicule cassée, une épaule disloquée, des muscles et des tendons déchirés. J'étais dans un état épouvantable et j'ai abouti au célèbre centre de réadaptation Fowler-Kennedy de l'université Western Ontario, à London, où j'étais étudiant. (Le docteur Pete Fowler a maintenant une clinique dans l'un de mes centres; c'est une amitié qui dure depuis 30 ans.)

Pendant mon séjour à la clinique, j'ai observé les gens durant toutes les étapes de leur réadaptation; plusieurs se rétablissaient d'un accident beaucoup plus sérieux que le mien. Je pris conscience, pour la première fois, de la fragilité de l'existence, de ses limites et de sa finitude. Il en fut de même pour la qualité de la vie. Pour moi, ces deux aspects sont à la fois semblables et très différents. Dans un cas, il s'agit de survivre. Si, par exemple, vous avez souffert d'une congestion cérébrale, d'une crise cardiaque ou avez été victime d'un accident de voiture, vous êtes heureux d'être en vie. Vous vous dites : Dieu merci! Je suis toujours là! Mais par la suite, en rééducation, vous vous interrogez sur la qualité future de votre vie.

Je n'avais pas 20 ans, et je me demandais si je resterais avec une épaule 20 cm plus basse que l'autre ou si je récupérerais pour reprendre des forces. Au Centre, j'étais entouré de gens qui souffraient tous des traumatismes d'une blessure quelconque. En même temps, les meilleurs athlètes de l'université Western venaient s'y entraîner, parce que ses équipements étaient à l'avant-garde de tout ce qui existait à l'époque. J'avais donc à mes côtés des athlètes véritablement motivés. Certains d'entre eux avaient subi des blessures, et c'était les plus déterminés du groupe. J'analysais en détail toutes ces informations. En tant que jeune étudiant, je réfléchissais aussi à mon avenir en me demandant ce que je voulais faire de ma vie et quelle était la profession que je souhaitais exercer. Je constatais aussi la satisfaction de ceux qui prenaient soin des patients en leur assurant une vie agréable malgré leurs traumatismes.

J'ai passé le reste de l'année scolaire au centre de réadaptation en essayant de me remettre en forme. L'été qui a suivi, j'ai d'abord obtenu un emploi de bûcheron et ensuite de sauveteur. À l'automne, j'ai recommencé à faire de l'aviron. À l'université Western, j'avais d'abord choisi de m'inscrire à l'École de commerce. Je m'étais aussi inscrit à un cours en éducation physique, mais au début, je ne prenais pas cela très au sérieux. Le cours s'est cependant avéré très intéressant et l'année suivante, j'en ai pris un autre. Ces cours ont joué un rôle déterminant dans le choix de ma carrière. Les moniteurs faisaient valoir les avantages de l'activité physique pour le cœur et pour l'esprit. J'ai finalement quitté l'École de commerce pour entrer à l'École d'éducation physique.

Au cours de ma troisième année d'université, j'ai repris la compétition à l'aviron et j'ai suivi un autre cours sur la philosophie de l'éducation physique que donnait Jack Fairs. Jack nous répétait comment, au cours de l'histoire, l'on avait considéré le corps, l'âme et l'esprit comme trois entités différentes et séparées. Il nous fournissait exemple sur exemple pour nous faire la preuve que ces trois élément formaient un seul tout. C'était un moniteur exceptionnel, même s'il m'arrivait de dormir pendant ses cours parce que j'avais trop fait de travail de déneigement la veille. C'était une autre de mes occupations pendant que je fréquentais l'université : j'avais mis sur pied une petite entreprise de déblayage de la neige, qui non seulement m'a permis de payer mes études, mais aussi d'établir ma cote de crédit.

J'ai aussi suivi des cours en planification des affaires, toujours à l'université Western. Dans l'un de ces cours, je devais définir le type d'entreprise que j'aurais voulu exploiter. J'ai alors élaboré un plan d'affaires pour mettre sur pied un centre de squash. Je venais de réaliser que je désirais travailler dans le domaine des loisirs et du conditionnement physique. Je voulais créer quelque chose qui changerait la vie des gens en mettant à profit mes compétences; une entreprise qui allierait le conditionnement physique aux affaires et aiderait les gens à vivre une vie saine. Ce que vous apprenez dans une école de commerce ne vous prépare pas nécessairement à être votre propre patron. Vous développez des habiletés qui vous rendent apte à travailler pour quelqu'un qui a développé sa propre vision des choses. Les propriétaires de compagnies sont de ceux-là; ils embauchent des diplômés en commerce pour les aider à diriger leur entreprise. Moi, je voulais créer une entreprise qui corresponde à ma philosophie et la diriger moi-même.

Je me suis aperçu que ceux qui avaient une vision particulière du conditionnement physique ne connaissaient rien aux affaires. Je possédais les deux formations, que j'ai décidé de combiner; j'ai alors travaillé très fort pour développer un art de vendre. J'ai suivi des cours de physiologie, de techniques scientifiques d'entraînement, de danse, de racquetball, et d'autres qui me qualifiaient pour diriger un centre. J'étais capable de rendre le corps dynamique et je savais lire un bilan d'inventaire. Entre-temps, je continuais de pratiquer l'aviron. Après avoir gagné cinq championnats canadiens, j'ai tenté ma chance pour les Jeux olympiques de 1980. L'année qui a précédé les Jeux, les dirigeants de l'équipe nationale suggérèrent aux candidats de s'entraîner avec les équipements de Nautilus. Jusque-là, j'avais pratiqué l'haltérophilie sans appareil, mais lors de mon séjour au Centre de réadaptation, j'avais utilisé les équipements de Nautilus pour soigner mes épaules, de sorte qu'en quittant le Centre, j'avais cherché un centre de conditionnement physique qui disposait des mêmes équipements.

Chaque fois que j'allais m'entraîner, je questionnais le propriétaire du centre au sujet de son entreprise. Un jour, il m'a dit :

— Mais si le centre t'intéresse tant que ça, pourquoi ne l'achètes-tu pas? Il est à vendre!

Je lui ai répondu :

— D'accord, je reviens à 21 heures et on en discute.

Je suis revenu avec une caisse de bière; à minuit nous avions conclu une entente et le lendemain matin, à l'ouverture, j'étais propriétaire du centre.

À ce moment-là, j'avais déjà complété la première année de mon programme de maîtrise, mais j'ai interrompu mes études l'année suivante pour m'entraîner pour les Jeux olympiques. En fait, l'université m'avait demandé de prendre un an de congé, car mes priorités ne semblaient pas très définies. Mon entreprise de déneigement avait considérablement progressé. Je possédais cinq camions, je dirigeais une douzaine d'employés et j'avais 120 terrains à déblayer chaque fois qu'il neigeait; je faisais de bonnes affaires. En tant qu'athlète médaillé, j'avais droit à des bourses de perfectionnement en plus de ma rémunération comme maître assistant au programme de maîtrise.

En décembre 1977, il a neigé comme ce n'est pas permis. J'ai déblayé tous les soirs pendant trois semaines; je ne dormais que trois ou quatre heures, un jour sur deux. J'ai gagné beaucoup d'argent, mais je me suis endormi pendant deux de mes examens. Mes professeurs ont conclu que mes priorités étaient placées au mauvais endroit, que gagner de l'argent m'importait davantage que la réussite de mes études. En mars, ils m'ont conseillé de prendre un an de réflexion. J'ai pris congé à l'été; à l'automne, j'ai fait de l'aviron et j'ai organisé la compagnie de déneigement en prévision d'un autre hiver. Puis, j'ai pris de longues vacances et je me suis entraîné.

C'est l'année suivante, en avril, que j'ai eu l'occasion d'acheter le centre. Mes revenus de l'année précédente m'avaient permis d'amasser suffisamment de capital pour le faire. Le centre s'appelait *Canada Pro Fitness*, il était situé à l'angle des rues Adelaïde et Cheapside, à London en Ontario. C'était mon premier centre, il fut le précurseur de ce qui allait devenir la chaîne des centres de mise en forme *GoodLife*.

En préparant mon plan d'affaires, j'ai découvert que dans les centres d'entraînement, on ne connaissait rien au conditionnement physique! Les centres appartenaient à des entrepreneurs dont la priorité était les ventes. Et inversement, à l'université, où se trouvaient les spécialistes en éducation physique, l'on ignorait tout des affaires. L'occasion se présentait donc pour moi, dont l'ambition affirmée était le mieux-être des gens, d'approfondir mes connaissances de la vente et de mettre à profit mes compétences dans le domaine des affaires et du conditionnement physique. Mes compétitions à l'aviron et mes cours en éducation physique m'avaient obligé à un entraînement intense et continu, sans compter mon expérience en rééducation. J'avais donc une très bonne idée des exigences nécessaires pour atteindre un véritable bien-être physique par l'entraînement et l'exercice.

Le simple
bon sens

C'EST À VOUS de décider du niveau de forme que vous souhaitez atteindre. Ce principe était au cœur de la philosophie du premier centre GoodLife: vous donner le choix et les moyens d'assurer la santé de votre corps et la vivacité de votre esprit. Vous pouvez, en ce qui a trait à votre bien-être, faire des choix conscients, lesquels affecteront l'ensemble de votre vie. Six mois après mon accident, je travaillais comme bûcheron et par la suite, comme sauveteur. Dix mois plus tard, je joignais une équipe de compétition en aviron. C'est ce que j'avais choisi de faire. Tout le monde n'est pas obligé de pratiquer un sport. Dans mon cas, c'était ma façon particulière de rebondir. Il sera longuement question dans ce livre de la différence entre l'athlétisme et le conditionnement physique.

Depuis quelques années seulement, les associations de médecins, au Canada et aux États-Unis, reconnaissent les effets du conditionnement physique sur la longévité. Ma propre expérience m'avait appris que cela améliorait aussi la santé et rendait plus heureux. Je savais que les gens qui s'entraînent recouvrent de l'énergie, deviennent plus optimistes et développent une meilleure estime d'eux-mêmes. C'est donc logique que cela leur permette de vivre plus longtemps. Tout le monde sait qu'une voiture que l'on entretient dure plus longtemps, mais l'on a souvent l'impression que les gens oublient que leur propre corps fonctionne sur le même principe. Nous savons depuis des centaines d'années que la rapidité d'un cheval de course dépend de la façon dont il est traité. Si vous possédez un cheval qui vaut 100 000 $, vous vous empresserez de le bien nourrir, de lui faire faire de l'exercice et de prendre soin de sa santé. La plupart des gens ne s'accordent pas autant d'attention. Ils ne considèrent sans doute pas qu'ils valent autant qu'un cheval de 100 000 $.

Lorsque j'ai ouvert mon premier centre de conditionnement physique, cela me semblait logique de profiter de cette perspective. Même si depuis un certain temps, il existait des centres de mise en forme — on les appelait surtout relais de santé ou spa —, ils offraient des exercices de détente et de relaxation. Ceci n'a certes rien de dommageable, mais la seconde partie de l'équation, c'est l'activité physique. Vous ne pouvez vous relaxer et profiter de votre chèque de paie avant d'avoir travaillé. Avec l'entraînement, vous devez d'abord fournir un minimum d'effort avant de vous détendre et de l'apprécier.

Cependant, ce qui est clair dans le cas de l'entraînement, c'est que vous réalisez rapidement d'immenses profits. Il faut toutefois persévérer, il ne suffit pas de s'entraîner à l'occasion. Nous devons manger et prendre un bain régulièrement. Le conditionnement physique ne prend pas davantage de temps que préparer un repas ou prendre un bain. En consacrant seulement une demi-heure, trois fois par semaine, à des activités de conditionnement, vous serez en meilleure forme que 90 % de la population. Un autre avantage de mes années d'entraînement fut de constater qu'il existait autre chose que des barres à disques pour stimuler le cœur et les poumons. Il y a plus d'un moyen d'endurcir ses muscles et désormais, la science et la technologie nous facilitent les choses. L'on dispose aujourd'hui d'équipements qui n'existaient pas encore il y a cinq ans à peine. Si vous arrivez à vous entraîner trois fois par semaine pendant une période de six mois consécutifs — avec ou sans appareils —, vous comprendrez tout l'intérêt de la remise en forme, car vous bénéficierez de ses avantages. Vous les ressentirez dans votre corps et dans votre esprit et vous voudrez continuer.

Le tournant

JE NE TENTE pas de vous faire croire que, en choisissant la voie de la bonne forme physique, vous ne rencontrerez jamais de difficultés. La vie est pleine d'imprévus; il s'agit toujours de décider, quoi qu'il advienne, de faire de son mieux. L'accident dont j'ai été victime à 19 ans a été un tournant dans ma vie, car si je n'avais pas dû séjourner dans un centre de réadaptation et m'entraîner, j'aurais opté pour le monde des affaires. Mais un autre événement, encore plus décisif, s'est produit alors que j'avais 32 ans.

Je faisais partie de l'Équipe mondiale des maîtres de l'aviron (*World Masters' Rowing*) et j'avais gagné trois médailles. Un matin, je me suis réveillé presque cloué au lit. J'ai dû glisser sur le côté de mes pieds, parce que c'était trop douloureux de les mettre à plat. J'avais le corps rempli de boursouflures molles. Mes coudes avaient grossi d'environ cinq centimètres; il m'était impossible de les poser sur la table. J'étais incapable de soulever mon sac de gym, d'ouvrir la porte ou de tourner la clé de contact pour démarrer ma voiture. Au travail, l'on a dû m'aider à soulever le poids le plus léger; j'étais incapable de pédaler sur la bicyclette. Je possédais déjà sept ou huit centres, chacun d'eux exigeant toute mon attention; j'avais le sentiment d'être anéanti. Je souffrais épouvantablement.

Personne n'a d'abord pu diagnostiquer mon mal. J'ai essayé les massages et la chiropractie sans aucun résultat. Deux mois après ce cauchemar, ma mère est tombée malade et j'ai dû la transporter à l'hôpital. J'ai téléphoné au docteur Duncan McKinley avec qui je m'étais lié d'amitié à l'université et dont j'avais été le coéquipier dans la Ligue canadienne de football. Il fallait placer ma mère confortablement sur le lit, et lorsque Duncan m'a demandé de l'aider, j'ai bafouillé que cela m'était impossible. Il s'est alors informé de ce qui n'allait pas et je lui ai répondu que je ne pouvais pas me servir de mes mains. Il les a examinées et m'a regardé en me disant :

– Patch, tu fais de l'arthrite.

Aucun médecin ne s'en était aperçu, car l'on n'imagine pas *Monsieur Mise en forme* souffrant de l'arthrite. Duncan m'a dirigé vers des médecins spécialistes qui ont découvert, à partir des analyses sanguines, le syndrome de l'arthrite rhumatoïde. La première chose qu'ils m'ont interdite, ce fut l'exercice. J'ai suivi leur ordonnance pendant un mois, mais je m'affaiblissais. Jusque-là, je pesais 96 kilos, je mesurais 1,83 mètre et j'étais très fort; au repos, mon poids a chuté à 82 kilos et mes muscles dépérissaient. J'ai donc oublié les recommandations des médecins et j'ai recommencé à faire de l'exercice. Au début, j'avais besoin d'aide même pour bouger, comme quelqu'un qui commence tout juste à s'entraîner. Puis, graduellement, je suis arrivé à pédaler sur la bicyclette et à supporter la douleur. Par la suite, je me suis senti mieux.

Les médecins ont essayé différents médicaments. J'ai tout appris à propos des crises d'arthrite; elles se produisent par cycles. J'ai fait des expérimentations avec la nourriture et j'ai écumé la bibliothèque de médecine pour lire tout ce qu'elle contenait d'information sur l'arthrite rhumatoïde. Ce que j'ai trouvé, c'est que le moral compte pour beaucoup dans le traitement de la maladie. Les habiletés nécessaires à l'homme d'affaires pour réussir ou à l'athlète pour gagner sont les mêmes que celles que l'on devrait mettre à profit pour prendre soin de notre corps. Ma maladie, ainsi que mes efforts pour la supporter et finalement la guérir, m'ont enseigné les choses les plus importantes au sujet du condition- nement physique et de la conduite des affaires dans ce domaine.

Cette porte qui m'a été grande ouverte m'a permis de mieux comprendre que l'on ne devait jamais rien tenir pour acquis. Alors que chaque mouvement me causait une douleur atroce, bouger n'était plus un acquis. Cela m'a rendu plus sensible et plus empathique aux difficultés des autres. Maintenant, quand un homme de 79 ans entre dans l'un de mes centres et me dit qu'il ne peut pas faire certains exercices, lorsque quelqu'un qui vient de subir une chirurgie se plaint d'avoir de la difficulté à récupérer ou, encore, lorsque quelqu'un désespère de perdre les 18 kilos en trop qu'il traîne depuis longtemps, je comprends. Je sais combien c'est difficile. Peu de gens dans l'industrie du conditionnement physique se rendent véritablement compte de ce que c'est d'être vieux ou affaibli. Moi, par contre, je suis devenu vieux à 32 ans et j'ai peiné pour recouvrer la qualité de vie que je préconise. Cette expérience a, par la suite, fait une énorme différence dans ma façon de diriger mes centres et de concevoir mon entreprise pour répondre aux véritables besoins des gens.

Donner le meilleur de soi-même

L'ESSENTIEL DE la mise en forme, selon moi, c'est de conduire les gens au succès, celui qu'ils sont en mesure d'atteindre. Il ne s'agit pas de juger, mais d'aider chaque individu à atteindre le meilleur de sa forme. Je sais bien que c'est un cliché véhiculé par tous les manuels de conseils pratiques, mais qu'il soit usé jusqu'à la corde ne le rend pas moins vrai. Pour moi, donner le meilleur de soi-même signifie développer au maximum ses capacités physiques et mentales. L'entraînement vous rend mentalement plus alerte, car il permet à votre cerveau de mieux s'oxygéner. Des études démontrent que des enfants qui font de l'exercice physique obtiennent de meilleurs résultats à l'école. De là à conclure que les gens qui s'entraînent gagnent plus d'argent, il n'y a qu'un pas. Des études démontrent que les gens qui pratiquent des activités physiques sont plus productifs et sont moins souvent absents à leur travail. Si vous savez que l'entraînement vous aide à vous sentir mieux — vous rend plus efficace —, cela vous encouragera alors à refuser la médiocrité, et cette attitude se reflétera dans différents aspects de votre vie. Mais vous n'atteindrez le meilleur de vous-même que si vous placez la barre toujours un peu plus haut. Vous ne saurez pas quel est votre véritable potentiel si vous ne tentez pas de dépasser vos limites. Et généralement, vos limites, c'est ce que vous avez l'habitude de faire.

Il y a quelques années, je suis allé à Palm Springs pour faire de l'escalade. J'avais déjà observé quelques montagnes accessibles dans les environs. Je n'avais plus refait d'escalade depuis ma crise d'arthrite, mais ces montagnes ne paraissaient pas très hautes. J'ai quitté l'hôtel à cinq heures trente et j'ai commencé à grimper. C'était très abrupt et ce ne fut pas long avant que j'aie à grimper sur des rochers et des grosses pierres, me demandant bien ce que j'essayais de prouver; c'était comme un escalier d'entraînement en pleine nature! Le soleil se levait derrière moi et, tout à coup, j'ai aperçu un rai de lumière, plus haut. À plus d'une vingtaine de mètres au-dessus de moi, un coyote me regardait; sa fourrure captait la lumière pour former un rayon doré. C'était un spectacle à couper le souffle auquel je n'aurais jamais eu droit si je n'avais pas poussé mes limites en tentant d'escalader la montagne. Sur le chemin du retour, d'autres coyotes m'observaient à distance.

J'étais de retour à neuf heures, pour le déjeuner. Pensez-vous que les autres clients de l'hôtel aient soupçonné la moindre étincelle de mon plaisir? Cela ne se serait jamais produit pour moi non plus si je n'avais pas été au meilleur de ma forme, après m'être entraîné une demi-heure par jour, six jours par semaine, au cours des dix années précédentes. Ce n'est toutefois pas obligatoire de s'entraîner six jours par semaine. Vous pouvez le faire seulement trois fois par semaine et obtenir des résultats étonnants.

Deux jours après que j'eus aperçu les coyotes, j'ai pris la télécabine de Palm Springs pour atteindre un rocher en surplomb et faire ma toute première paroi en devers; c'était à la fois terrifiant, stimulant et gratifiant. Je me souviens encore de ce sentiment de plénitude. Le but est d'arriver à un sentiment de contrôle sur soi. Je ne parle pas du contrôle sur sa vie, car bien des choses nous arrivent qui ne dépendent pas de nous. Mais en ayant le contrôle sur soi, l'on réagit généralement de manière plus adéquate à tous les imprévus. Lorsque les gens se présentent dans un centre de conditionnement physique, ils n'ont souvent jamais fait d'exercice de leur vie et n'ont jamais participé à des activités physiques. L'entraînement vous donne de la maîtrise. Votre corps dégénère si vous ne l'utilisez pas, mais l'exercice retarde le vieillissement. Les années continueront certes de s'accumuler, mais si vous êtes en forme, vous vieillirez beaucoup plus lentement.

Nombre de méthodes personnelles sont basées sur la discipline mentale; elles travaillent sur des aspects émotifs, qui vous apparaissent alors sous un angle différent, ou encore elles vous font cheminer spirituellement en vous apprenant le pardon et la compassion. La lacune dans ces approches, c'est que le corps ne fait pas partie de l'équation. La santé physique influe sur celle de l'esprit. Il n'y a pas de clivage. Si vous engagez tout votre être dans la poursuite d'un véritable conditionnement physique, non pas seulement votre intellect ou vos émotions, vous découvrirez ce que c'est que d'être une personne complète. Votre corps a besoin d'exercice et le désire. Il en a besoin toutes les 48 heures pour évacuer le stress de votre vie quotidienne. Il en a besoin pour maintenir la solidité de vos os. Il en a besoin pour ralentir votre rythme cardiaque. Il en a besoin pour éviter d'accumuler des acides gras dans vos artères. Votre tête aussi en a besoin : si vous éliminez le stress, vous réfléchissez plus clairement. Ceci libère votre esprit, car vous vous sentez *synchronisé*, autrement dit en harmonie.

Mieux ne signifie pas parfait

UNE CHOSE TRÈS importante à propos de la mise en forme, c'est qu'il ne s'agit pas de viser la perfection. Faire de votre mieux, en ce qui a trait au conditionnement physique, ne signifie pas que vous devez être parfait. Nous connaissons tous des obsédés de l'entraînement qui passent, chaque jour, des heures au gym, mais ils sont, dans l'ensemble, peu nombreux. Par ailleurs, les mangeurs compulsifs, les travailleurs compulsifs, les anxieux compulsifs et les maniaques de la télé, eux, sont légion.

Chez GoodLife, nous avons une devise : *Assez, c'est assez!* Ce que nous essayons de faire, c'est d'aider un individu à établir ses objectifs. Supposons, par exemple, que vous voulez perdre 5 kilos, maintenir votre rythme cardiaque à 60 battements par minute au repos, et jouer avec vos enfants sans vous sentir épuisé. Les moyens d'y parvenir deviennent vos objectifs et vous établissez un cadre horaire pour les concrétiser.

Lorsque vous avez atteint votre but, vous avez trois options. Vous pouvez vous envoyer des fleurs, retourner chez vous et vous arrêter là. Vous perdrez alors tous les bénéfices de votre entraînement, dans le même laps de temps que celui que vous aviez pris pour y parvenir. Beaucoup de gens s'imaginent que la forme s'acquiert une fois pour toutes. C'est faux. Vous avez aussi la possibilité de décider que *assez, c'est assez* et choisir de maintenir ces acquis. Vous avez mené à bien vos objectifs et vous avez suffisamment d'énergie; dans ce cas, vous vous entraînez trois fois par semaine et vous gardez votre forme. Si, par exemple, trois fois par semaine, vous passez 20 minutes dans l'escalier d'entraînement et continuez avec huit exercices de force qui font travailler tout le corps, vous avez ce qu'il vous faut pour rester en forme le reste de votre vie. C'est incroyablement facile.

L'étape la plus difficile se passe dans les premiers six mois; mais, si l'on y pense bien, n'importe qui peut tenir bon six mois. C'est cependant une attitude étrangère à notre culture. La plupart des gens veulent des résultats immédiats. C'est une erreur. Il est prouvé qu'avec deux séances d'entraînement par semaine et de bons exercices de force, vos muscles regagnent du tonus; trois séances d'exercices cardiovasculaires assurent la quantité d'oxygène nécessaire à votre cœur et à vos poumons.

Le troisième choix est la lutte constante pour dépasser ses limites et être toujours meilleur. Vous marchez 30 mètres, vous voulez en marcher 300, puis 3 000. C'est très bien si cela vous convient, mais ce n'est pas nécessaire. Tout ce qui importe, c'est que vous soyez au maximum de votre forme et que vous vous mainteniez à cet échelon. Vous n'avez pas à faire d'efforts supplémentaires, à moins que vous ne le souhaitiez.

Supposons que vous êtes sur un appareil et que vous déplacez l'équivalent d'un poids de 10 kilos, deux fois par semaine. Ensuite vous essayez d'en soulever 11. Ma tâche, comme professionnel du conditionnement physique, est de vous avertir que 11 kilos, c'est assez pour vous. Vous pouvez vous dire: j'ai couru 5 kilomètres, maintenant je dois en courir 15. C'est faux. Les 10 kilomètres supplémentaires, vous les faites strictement pour votre satisfaction personnelle, et non pas parce qu'ils sont nécessaires pour vous maintenir en forme. Physiologiquement, la différence de résultats entre une demi-heure et deux heures de course n'est que de 2 à 5 %. Brûlez-vous davantage de calories? Oui. Votre cœur est-il plus efficace? Oui, mais à peine. Vous n'avez pas besoin de devenir un fanatique de l'entraînement pour profiter de ses innombrables bienfaits.

Une autre chose qui vous empêche d'être pleinement efficace, c'est le temps. Quantité de gens répètent qu'ils n'ont pas le temps de faire de l'exercice. Or, de nombreuses études démontrent qu'en faisant de l'exercice l'on devient, au moins, 20 % plus productif. Ce pourcentage équivaut à 33 heures supplémentaires de travail par semaine. Comment l'expliquer? Vous prenez vos décisions 20 % plus rapidement, votre taux d'anxiété baisse de 20 % et la profondeur de votre sommeil augmente de 20 %. Ainsi, en vous entraînant, vous vous accordez plus de temps. Donc, si vous consacrez une demi-heure par jour, trois fois par semaine à l'exercice, vous gagnez l'équivalent de 33 heures de productivité.

Par conséquent, vous ne sauvez pas de temps en éliminant le conditionnement physique. Vous en perdez. Les gens chargés de lourdes responsabilités dans le domaine des affaires, de la politique, du sport, ou dans la vie en général, pratiquent invariablement des activités physiques.

Nous sommes des êtres physiques

LE CONDITIONNEMENT PHYSIQUE favorise la concentration. L'entraînement met en évidence la réalité physique de votre être. Il n'y a pas si longtemps, les humains étaient des chasseurs et des cueilleurs et leur survie dépendait de la force et de la flexibilité de leur corps et de son habileté à se mouvoir. Notre corps est conçu pour les activités physiques; leur absence crée la maladie. Lorsque vous refusez les activités physiques, vous allez à l'encontre des besoins de votre corps et par conséquent, vous réduisez la qualité de tous les autres aspects de votre vie.

À cette époque de changements technologiques rapides, dont on ne perçoit même pas encore toute l'ampleur, les gens ont souvent l'impression de perdre le contrôle, qu'ils sont incapables d'arrêter le changement ou même de s'y adapter. Dans notre société, le stress est devenu endémique. Le seul véritable pouvoir qui nous appartienne, c'est celui que l'on possède sur notre corps et sur notre attitude. C'est à nous de décider d'être heureux. C'est à nous de décider de se maintenir en forme. Débarrassez-vous des tyrannies! Je connais peu de gens qui sont convaincus de posséder un corps parfait. Lorsque je donne un séminaire à des groupes de 1 400 personnes et que je demande lesquels d'entre eux ont un corps parfait, rares sont ceux qui ont l'audace de lever la main. La véritable question : « Qui est satisfait de son corps ? », ne suscite pas davantage d'enthousiasme, chacun étant convaincu qu'il y a place pour l'amélioration. De plus, ceux qui nous semblent posséder un corps parfait ne sont pas forcément satisfaits du leur. Il faut par conséquent se libérer de ce besoin d'atteindre la perfection.

Bonheurs et malheurs arrivent souvent en même temps

L'ACCIDENT DONT j'ai été victime à l'âge de 19 ans m'a fait prendre conscience que les *roses* existent ailleurs que dans les jardins, que la vie offre malgré tout bien des plaisirs. L'existence doit être autre chose que de la survie. Elle doit assurer le bien-être. Je n'avais pourtant pas saisi l'importance du concept de *l'âme* dans le conditionnement physique, avant de souffrir d'arthrite rhumatoïde. Ce n'est qu'à ce moment-là que j'ai compris que la fonction de mon corps, c'était de prendre soin de mon esprit. Curieusement, cette maladie est bien la meilleure chose qui ait pu m'arriver. Elle m'a depuis permis d'apprécier chaque moment de l'existence. J'ai constaté que prendre soin de mon corps, lui fournir l'activité physique dont il avait besoin, même lorsque cela était très souffrant, c'était véritablement la meilleure chose que je pouvais m'accorder à moi-même. L'adhésion réaliste au principe de l'activité physique est une nourriture qui assure l'équilibre entre le corps et l'esprit, entre le cœur et l'intellect. Il les rassemble. Quelque part, au fond de nous, nous le savons tous, mais la majorité des individus n'en tiennent pas compte.

Dans la suite du livre, nous parlerons de la transition entre savoir et faire. Savoir que quelque chose est bon pour vous ne suffit pas pour vous convaincre de le faire.

Il faut que vous ressentiez du plaisir à le faire. En cours de route, nous partagerons les expériences de gens qui sont passés de la théorie à la pratique. Ce sont des histoires d'individus ordinaires – ni athlètes ni grandes vedettes – qui ont fréquenté les centres GoodLife pour améliorer leur santé et leur bien-être et y ont fait d'étonnantes découvertes.

Lorsqu'il s'agit de l'exercice physique, le corps est un organisme à la recherche du plaisir. Pour s'astreindre à l'entraînement, il faut que ce soit agréable. Ce n'est pourtant pas cette recherche du plaisir qui, à l'origine, motive la majorité des gens qui s'adonnent à l'exercice. C'est le désir de bien paraître. Nous partirons donc de ce constat dans le prochain chapitre : l'apparence.

CHAPITRE DEUX

BIEN PARAÎTRE

L A PLUPART DES gens s'inscrivent dans un centre de conditionnement physique parce qu'ils n'aiment pas leur silhouette. Ils veulent améliorer ou transformer leur silhouette. Dans une culture qui valorise autant l'apparence physique, il ne faut pas s'étonner que très peu de gens s'acceptent tels qu'ils sont. Il n'y a rien de mal à vouloir parfaire sa silhouette. Mais je veux, dans ce chapitre, insister davantage sur cette préoccupation pour expliquer comment l'on peut canaliser ce besoin d'être attirant et désirable de manière à découvrir des raisons plus profondes et plus durables pour continuer de faire régulièrement de l'exercice.

Une belle apparence suppose un équilibre entre sa silhouette et, l'image de soi, tandis que le poids idéal est, en fait, le poids santé qui vous permet de mener une vie normalement active. Ces deux aspects ne sont pas forcément en synchronie. Une femme, par exemple, peut s'imaginer qu'elle ne séduit véritablement que lorsqu'elle est d'une minceur excessive. Si cette idée l'obsède, elle deviendra anorexique. La majorité des anorexiques sont des femmes – pas tous, mais la plupart – parce qu'à notre époque, il y a une pression qui s'exerce sur elles pour qu'elles soient plus minces, encore plus minces et de plus en plus minces. C'est pourquoi une femme qui se regarde dans le miroir peut se trouver grosse, alors qu'en réalité son poids est parfaitement proportionné.

À l'opposé, un homme veut développer des gros muscles, des plus gros muscles et finalement, les plus gros muscles. Il lui arrive de se regarder dans le miroir et d'apercevoir, non pas un mastodonte avec des muscles jusqu'aux oreilles, mais un maigrichon qui n'ose pas se promener sur la plage. De la même façon qu'une femme s'imagine que sa minceur lui vaudra l'estime des autres, un homme a tendance à croire que ses muscles produiront le même effet. Un homme consommera parfois des anabolisants pour épaissir ses muscles et une femme prendra des diurétiques pour maigrir.

Tout ceci se produit parce que nous adhérons à cette culture de la *féminité* et de la *masculinité* qui ont peu à voir avec la réalité de ce que nous sommes : des êtres humains de types très variés.

Votre type corporel détermine votre apparence

AVOIR UNE BELLE apparence, c'est être bien dans sa peau et prendre conscience que notre type corporel, ce que les scientifiques appellent le somatotype, détermine l'essentiel de notre apparence. Même si vous acceptez entièrement votre type physique et en tirez le meilleur parti possible, vous n'atteindrez jamais la perfection. Vous obtiendrez toutefois 95 % de ce que vous désirez en faisant une demi-heure d'exercice, trois fois par semaine.

Il existe trois catégories de types corporels (ou physiques) : l'ectomorphe, l'endomorphe, et le mésomorphe. L'ectomorphe est filiforme. C'est un individu plutôt grand avec les membres allongés, le tronc svelte, les os de la cage thoracique, du bassin et des hanches plutôt petits et les épaules étroites. L'endomorphe est rond : ses cuisses, ses bras, sa poitrine et son visage sont ronds. Le mésomorphe possède une poitrine plus développée, des épaules carrées et des hanches fines. C'est un individu qui a toujours l'air musclé, même sans faire d'exercice. Évidemment, chaque individu est une combinaison de ces trois types, mais chez la plupart d'entre nous, un type domine.

Lorsque ces différents types corporels s'entraînent, l'ectomorphe augmente sa musculature et devient plus fort, l'endomorphe perd des rondeurs qui se transforment en muscle et le mésomorphe développe une musculature spectaculaire. Ces trois types excellent dans des sports différents. Les endomorphes et les mésomorphes sont souvent habiles à la natation, car ils ont plus de graisse pour leur permettre de flotter, mais un ectomorphe allongé et filiforme s'épanouira à l'aviron.

L'évolution joue un rôle

IL EST IMPOSSIBLE de se battre contre la nature. En ce qui a trait à la génétique, les hommes et les femmes sont prédisposés différemment. Depuis les origines de l'histoire et jusqu'à la Révolution industrielle, les femmes étaient responsables de la cueillette des aliments. Par conséquent, elles couraient peu, d'autant plus qu'elles portaient les enfants. Au cours des millénaires, leurs hanches se sont adaptées au transport de ces lourdes charges. Les graisses qu'elles emmagasinaient se sont graduellement fixées, d'abord et avant tout, sur les cuisses et sur les fesses, là où elles ne nuisaient ni à la cueillette ni à la grossesse. Lorsqu'une femme est mal nourrie et que son corps doit stocker des graisses, il les entrepose directement sur les cuisses et sur les fesses. C'est là où elles s'accumulent en premier et d'où elles se délogent le plus difficilement. Si vous êtes une femme, vous perdrez aisément de la graisse au ventre, mais vous deviendrez dingue avant d'en perdre aux cuisses et aux fesses.

L'homme, lui, portait les charges lourdes sur son ventre. Durant les milliers d'années au cours desquelles il chassait pour survivre, il devait toujours courir pour attraper sa nourriture ou pour fuir un danger. Par conséquent, le meilleur endroit pour entreposer sa graisse était le ventre; ses organes vitaux se trouvaient du même coup protégés en cas d'accident. Une autre manière de se protéger était d'emmagasiner sa graisse sur son dos. Si vos activités vous obligent à utiliser fréquemment la partie supérieure de votre corps pour frapper, lancer ou donner des coups de poing, vos bras doivent être très musclés pour réagir rapidement. C'est de cette manière que la nature vous protège, en logeant votre graisse dans votre dos et sur votre abdomen.

Les hommes doivent être prudents et ne pas croire qu'ils pourront rendre leur ventre plat comme une planche à laver sur laquelle l'on verrait tous les muscles abdominaux. Peu d'hommes y parviennent avec 10 % de tissu adipeux, il leur faut descendre à 6 ou 8 % et à 4 % pour certains, ce qui est trop bas. Ils doivent donc se faire à l'idée qu'ils n'obtiendront pas des abdominaux *parfaits*, à moins de perdre du poids et de tonifier l'ensemble de leur corps. C'est pratiquement impossible pour la plupart des hommes. Certains vont jusquà mettre leur santé en danger en cherchant à trop réduire leur gras corporel.

Cela étant dit, vous voulez bien sûr, homme ou femme, soigner votre apparence. Vous devez d'abord le faire pour vous-même avant de le faire pour plaire aux autres. C'est faire les choses à l'envers que de vouloir impressionner les autres davantage que soi-même. Si vous parvenez à être heureux et à l'aise dans votre propre corps, ce qu'en penseront les autres, dans la plupart des cas, ne vous préoccupera pas. En assumant votre type physique, en acceptant de travailler avec ce somatotype, vous vous libérez et profitez de la vie.

Deux composantes du bien-paraître

UNE BELLE APPARENCE tient à deux composantes. La première, c'est de vous sentir suffisamment bien avec vous-même pour entreprendre des activités physiques et apprécier chacune de vos améliorations, plutôt que d'imaginer que vous ne plairez que lorsque vous serez parfait. Je me souviens de mon entraînement pour les Jeux olympiques de 1980. À cette époque de ma vie, j'étais au meilleur de ma forme. Je pesais 98 kilos avec une masse adipeuse équivalente à 8 %. Je m'entraînais six jours par semaine et je mangeais comme un ogre; c'est tout ce que je faisais. Il m'était impossible de profiter des autres choses que j'aimais. Pour la majorité d'entre nous, tout sacrifier à la poursuite de la silhouette parfaite n'est pas un choix vivable. Le secret pour une belle apparence, c'est de savoir se féliciter pour chaque amélioration, pouvoir se regarder dans le miroir et constater que sa silhouette n'a pas changé depuis l'année précédente. Étant donné que nous vieillissons, c'est déjà bien si, grâce à l'exercice, nous conservons la même silhouette d'une année à l'autre. Nous retardons alors le vieillissement.

La seconde composante d'une belle apparence, c'est lorsque les gens nous complimentent. Pour mériter ce commentaire, vous devez avoir la force de maintenir une bonne posture. Votre système cardiovasculaire doit fonctionner de manière à ce que vous n'affichiez pas toujours une mine fatiguée et vos articulations doivent être suffisamment souples pour ne pas vous donner l'air vieux avant le temps. L'exercice permet à l'énergie de circuler et quand l'énergie circule, le corps est vivifié. Si votre vitalité transparaît, vous paraissez bien.

Ce qui arrive lorsque vous êtes en forme, c'est que vous vous sentez bien dans votre peau. À mesure que cette aisance progresse, vous vous transformez graduellement comme vous le souhaitez, selon vos capacités propres. Vous vous entraînez et tout à coup vous sentez vos muscles se raffermir, vous redressez la tête, votre posture s'améliore, vos articulations fléchissent mieux et vous portez votre poids plus élégamment, même s'il n'a pas diminué. Vous respirez mieux. Enfin, l'exercice accélère l'élimination des toxines de l'organisme.

J'aime bien l'analogie avec la plomberie. L'activité physique nettoie votre tuyauterie. La majorité des gens comprennent que l'eau propre à la consommation circule dans des tuyaux et que les eaux usées se déversent dans des égouts. Imaginez alors vos veines comme des égouts et vos artères comme des conduites d'eau fraîche. L'oxygène arrive à vos poumons, votre sang le capte et le cœur pompe ce sang purifié dans les artères qui, soit dit en passant, constituent un excellent système de transport. Les veines reçoivent le sang sans oxygène et le retournent aux poumons.

Ce qui se produit lorsque vous faites de l'exercice, c'est que vos artères et vos veines se dilatent et se contractent avec une meilleure élasticité. L'exercice aide à brûler une partie des déchets produits par les différentes fonctions physiologiques. Ce faisant, il nettoie les artères et les veines et le sang circule mieux. Quand vous vous entraînez, les poumons s'oxygènent plus efficacement. Votre corps et votre tête absorbent une plus grande quantité d'air frais. Ainsi, vous réfléchissez mieux, d'où la corrélation entre l'exercice et l'intelligence.

Chaque partie du corps doit faire de l'exercice

CHAQUE PARTIE de votre corps est censée travailler. Votre corps doit bouger et non pas rester passif. Vous commencez à faire de l'exercice et il vous dit : « Eh! je me sens plutôt bien. » Supposons, par exemple, que vous n'êtes pas une personne très active, mais qu'un soir, vous assistez à une fête et vous dansez une douzaine de fois, puis vous rentrez et vous prenez une douche tiède. Une substance chimique naturelle, l'endomorphine, se répand dans le sang et votre corps vous dit : « Je t'envoie ce plaisir pour que tu recommences demain. » Lorsque vous dansez, vous éliminez des substances chimiques qui sont des déclencheurs de stress.

Entre six semaines et six mois après avoir secoué votre inertie, vous ressentirez du plaisir à vous entraîner et votre corps vous répétera : « Je me sens bien. » Pourtant, si c'est le cas, comment se fait-il que vous n'ayez pas couru vous inscrire dans un gymnase ou encore vous acheter des exerciseurs pour la maison? La raison en est encore attribuable à notre mode d'évolution. Au cours de l'histoire, lorsque les humains manquaient de nourriture, ou même risquaient d'en manquer, leur corps a appris à emmagasiner des réserves de graisse pour les utiliser en cas de besoin. Aujourd'hui, la majorité d'entre nous ne risque pas de souffrir de la faim. En Amérique du Nord, c'est le danger contraire qui nous guette : la suralimentation.

Cependant, le corps humain a maintenu ce réflexe d'épargner son énergie. Si vous vous affalez sur un divan, votre corps change de mode et réagit comme à l'approche d'une catastrophe naturelle qui l'inciterait à stocker son énergie. Mais étant donné que vous êtes bien nourri, le simple fait de bouger augmente l'énergie. C'est pourquoi faire de l'exercice vous en donne; le phénomène se reproduit. Nous pensons toujours que le remède au stress, c'est la relaxation; mais c'est l'activité physique qui crée l'énergie nécessaire à la détente. C'est un paradoxe : soyez actif et vous vous détendrez mieux. Cependant, si vous êtes un téléphage, toute cette relaxation sur votre divan augmentera votre fatigue.

Le grand défi pour changer de silhouette, c'est prendre conscience de la nécessité de lutter contre votre habitude de ne rien faire et de participer à la vie plutôt que d'attendre d'être victime du déluge. Une autre façon d'améliorer son apparence, c'est de se réconcilier avec ses imperfections. Ne vous laissez pas happer par le manège de la perfection. Vous vous affolerez et vous abandonnerez votre entraînement; vous ne romprez jamais avec vos mauvaises habitudes d'inertie.

À 45 ans, il vous est possible, en vous entraînant régulièrement, de retrouver la forme physique que vous aviez à 25 ans. Sauf qu'à 45 ans, vous prendrez

L'on s'inquiète toujours de notre pouvoir de séduction. La séduction ne se résume pas à l'apparence extérieure. Elle résulte aussi de notre calme intérieur, du bon fonctionnement de notre organisme et de notre santé. Depuis toutes ces années dans le domaine du conditionnement physique, je n'ai jamais vu une personne en bonne santé qui ne soit pas attrayante. Si vous êtes en bonne santé, vous êtes attrayant.

plus de temps pour y arriver et vous devrez être plus persévérant. Alors qu'à 25 ans il est possible d'abandonner l'entraînement pendant une semaine sans que cela porte à conséquence, à 45 ans il vous faut répéter votre programme tous les deux jours. Un entraînement à long terme rapporte énormément. Pour ce qui est de l'apparence, l'exercice régulier vous gardera plus longtemps attrayant.

À mesure que l'on vieillit, on perd de la masse musculaire. Si vous vous gardez en forme, vous n'en perdrez pas, ou alors beaucoup moins. En demeurant fort et en santé, vous abaisserez votre rythme cardiaque au repos, ce qui vous assurera un rendement cardio-vasculaire supérieur à celui de la majorité des gens de votre âge.

Dans notre culture, il est irréaliste de vouloir rester indifférent à son apparence. Acceptez le fait que c'est le cas de tout le monde et que vous n'êtes pas seul dans cette situation. Il ne s'agit pas non plus d'en faire une obsession. L'important est de constater que c'est une préoccupation universelle et de faire ainsi de votre mieux pour tirer le meilleur parti possible de votre situation.

Ne vous rendez pas la vie trop difficile

LORSQUE J'AI commencé à travailler dans le domaine du conditionnement physique, j'avais une expérience d'athlète en plus de celle d'une longue rééducation après mon accident de motocyclette. Je pensais alors que l'on n'obtenait aucun résultat sans douleur. Quand j'ai ouvert mon premier centre, j'entraînais les gens aux appareils et je les faisais travailler si fort que certains en étaient malades. Un jour, j'ai embauché un expert-comptable, Bill Shanks (qui occupe d'ailleurs toujours la même fonction). À l'époque, Bill avait 29 ans, il jouait au basket et était en très grande forme. Chaque fois que quelqu'un venait au centre, je communiquais avec cette personne, deux ou trois jours plus tard, pour savoir comment il ou elle allait. Bill ne s'est pas présenté à son second entraînement et je lui ai donc téléphoné. Il m'a alors répondu qu'il était incapable de sortir de son lit.

Voilà, j'avais là un jeune homme de 29 ans, en pleine forme, incapable de sortir de son lit parce que je l'avais poussé à bout. J'ai compris mon erreur et j'ai changé toute ma stratégie. Lorsque vous poussez quelqu'un au-delà de ses capacités, cela s'appelle un *entraînement voué à l'échec*. À partir de là, j'ai décidé d'entraîner des gens strictement pour le succès.

Désormais, lorsque nous faisons travailler une personne aux appareils, nous vérifions d'abord comment elle les utilise. Nous voulons nous assurer qu'elle exécute tous les mouvements prévus pour cet appareil. La principale cause du vieillissement, c'est la perte de flexibilité; il importe donc de pratiquer un ensemble de mouvements variés. La plupart des gens soulèvent des poids assez lourds avec des mouvements réduits, mais en allongeant le mouvement dans toute son ampleur, ils ne lèvent que la moitié du même poids. Par exemple, vous pouvez très bien déplacer un carton de 10 kilos de provisions de vos hanches à votre poitrine, mais si vous le prenez au sol et essayez de le porter sur votre tête, vous faites un mouvement complet, ce qui risque d'être beaucoup plus difficile.

Une autre raison pour laquelle nous exigeons que les gens complètent un mouvement, c'est que vous risquez moins de vous blesser si vous êtes fort. L'on sait, par exemple, que 80 % des blessures au dos résultent de muscles affaiblis. Lorsque vous faites de l'exercice en complétant tous vos mouvements, votre capacité de soulever des poids augmente rapidement.

Qu'est-ce que cela a à voir avec l'apparence, me direz-vous ? Si vous faites des mouvements complets, vous développerez votre musculature dès le premier mois d'entraînement. En fait vous gagnerez un kilo de muscles pendant cette période. Si l'on considère que 500 grammes de muscles consomment 50 à 100 calories par jour pour se maintenir fermes, vous avez déjà augmenté votre métabolisme de base. Il brûle davantage de calories. Par ailleurs, chaque fois que vous perdez la même quantité de muscles, votre métabolisme basal brûle 50 calories de moins. À partir du moment où vous commencez à vieillir, disons entre 30 et 40 ans, vous perdez environ cinq kilos de muscles par décennie. Par conséquent, vous devez réduire considérablement votre apport en calories pour maintenir votre poids et ne pas grossir. Cependant, si vous conservez la même quantité de muscles, vous ne serez pas obligé de diminuer vos portions et si vous ajoutez un kilo de muscles, vous pourrez manger davantage. Au fur et à mesure que vos muscles se raffermissent, votre silhouette s'améliore.

Souvent les individus qui s'entraînent se plaignent que leur poids ne diminue pas. C'est parce qu'ils ont gagné en musculature ce qu'ils ont perdu en graisse. Les muscles occupent moins de surface que les graisses et sont plus attrayants. Si vous êtes musclé, vous pouvez consommer un plus grand nombre de calories sans prendre de poids. Voilà pourquoi les gens en forme tendent à garder plus longtemps une belle apparence. Vous pouvez manger davantage et vous avez plus d'énergie, car vos muscles vous rendent la vie plus facile.

Se rendre attrayant en développant sa musculature procure des bienfaits qui dépassent les apparences. Votre corps déploie moins d'effort physique. Si vous réussissez à déplacer l'équivalent d'un poids de 45 kilos sur un appareil pour le dos et que par la suite vous transportez 15 kilos de provisions, vous n'emploierez alors que 30 % de votre force. Vous risquez beaucoup moins de vous blesser. Il en va de même pour la flexibilité. Si vous êtes capable d'allonger le bras pour prendre une tasse à café sur la dernière tablette de l'armoire, votre vie est légèrement moins compliquée. Si votre enfant vous attrape et vous traîne, vous ne vous étirerez pas un muscle s'ils sont forts et souples. Les blessures se produisent lorsque vous êtes plus faible.

Prenons un autre exemple, celui du syndrome du canal carpien. Il se manifeste chez des personnes qui travaillent tous les jours à l'ordinateur. Par ailleurs, si vous solidifiez vos mains et vos poignets, vos épaules, votre dos et votre thorax de façon à répartir la tension ailleurs que sur vos poignets, vous diminuez sensiblement le danger de développer ce syndrome. Les statistiques démontrent que les individus physiquement en forme vivent deux ans de plus que la moyenne de la population. Je crois, pour ma part, qu'ils dépassent de beaucoup ces deux années; de plus, les statistiques ne parlent pas de leur qualité de vie. N'est-ce pas agréable de pouvoir enchaîner dix danses de suite sans être essoufflé? La vie n'est-elle pas plus simple, si vous n'avez jamais à vous préoccuper du contenu de vos sacs de provisions pour les soulever sans risque de vous blesser? Toutes ces capacités vous donnent des moyens de surmonter les contraintes de la vie quotidienne. Cela change les choses dans vos relations avec vos proches aussi bien que dans votre travail ou dans vos loisirs.

L'éclat de la santé et du bien-être

EN SOUMETTANT VOTRE corps à un programme d'entraînement – facile à faire – non seulement vous n'accumulerez pas de surplus de poids, mais vous récupérerez beaucoup plus d'énergie. La belle apparence devient alors un sentiment de bien-être qui assure la longévité et la qualité de l'existence. Si je n'avais qu'un seul message à transmettre dans ce chapitre, ce serait celui-ci : il n'y a ni bien ni mal à vouloir être séduisant; ce qui importe, c'est de tenir compte de votre type physique. Ne regardez pas les autres en pensant : elle, elle est bien faite et moi, je ne le suis pas. Lorsque vous serez en forme, vous verrez que vous accepterez mieux votre corps. Vous deviendrez attrayant, parce que vous refléterez cette confiance intérieure. Vous jouirez de l'éclat que procurent la santé et le bien-être et les gens vous trouveront séduisant ou séduisante.

J'aime à répéter que l'exercice est une forme de respect de soi. Si vous prenez soin de votre santé, cela signifie que vous êtes capable de partager avec les autres. Jimmy Buffet a une chanson à propos des gens « qui n'ont rien à offrir, qui se promènent sans roue de secours ». Si vous êtes limité dans vos mouvements et restreint dans vos émotions, vous conduisez sans roue de secours. Vous avez peut-être un pneu autour de la taille, mais il ne vous est d'aucun secours pour vous donner de l'énergie ou de la vitalité.

Le corps est une machine phénoménale. Il peut accomplir des merveilles. La majorité des gens peuvent atteindre un degré de mise en forme qu'ils n'auraient jamais cru possible d'imaginer. À peu près 99 % des gens peuvent faire des choses qu'ils ne soupçonnent même pas. J'ai commencé à skier véritablement vers l'âge de 35 ans, et je souffrais d'arthrite rhumatoïde. Maintenant, je vais skier en hélicoptère et j'ai toujours de l'arthrite. Vous pouvez faire tellement de choses! Quelqu'un qui ne marchait pas la distance d'un coin de rue peut, six mois plus tard, parcourir huit kilomètres.

Le corps est hautement programmé pour l'exercice. Il en ressent un besoin maladif, il le sollicite et il vous récompense de le lui accorder : vous devenez attrayant et vous vous sentez bien. De tout l'argent que vous dépenserez, rien ne vous rapportera autant que l'exercice physique. Ce n'est pas un médicament, une voiture, une maison ou un voyage qui vous procureront la sensation que vous éprouvez lorsque votre corps est en forme et en santé.

Comme je l'ai déjà écrit au début de ce chapitre, la majorité des gens font d'abord du conditionnement physique pour améliorer leur silhouette; après environ six mois, ils continuent parce qu'ils se sentent bien. La conscience de soi, l'acceptation de soi et la forme physique forment un cercle. Lorsque le cercle est complété, vous circulez à l'intérieur d'un pas léger et assuré, et les gens viennent vers vous et vous disent : « Comme tu as l'air bien! »

Des témoignages de personnes en superforme!

RICH BLASSER

JE N'AVAIS PAS cessé de faire des progrès parce que j'étais trop gros ou trop maigre, mais à cause de l'écart entre ma paresse et ma volonté. Ma paresse aurait triomphé, si seulement j'avais pu changer l'avenir sans aucun effort. Ma théorie de l'effort minimal s'est avérée cruellement fausse, alors que dans la douche, je n'arrivais plus à voir mes orteils. Je regardais mon ventre et j'étais horrifié par son opulence : il était énorme. Je n'étais pas fier de moi. Si je voulais l'aplatir, je devrais remuer le petit doigt, ce qui ne m'enthousiasmait pas particulièrement. D'autre part, je n'avais pas l'intention d'acheter un avertisseur de marche arrière pour mon gros cul.

C'est ainsi que mon cerveau avait décidé de joindre un centre de mise en forme, mais mon corps avait pris la décision contraire. Ils ont, tous les deux, argumenté tant et plus durant je ne sais combien de temps. Ils m'ont vraiment cassé les pieds, tous les deux.

Je regardais le tapis roulant en me disant « Je pourrais faire ça » et mon corps hurlait : « Non! Tu ne me tortureras pas sur cette invention diabolique. » Je l'ai cependant fait, parce que j'écoute rarement mon corps, et d'ailleurs, pourquoi l'aurais-je écouté? De toute façon, il ne connaissait rien.

J'ai ensuite pensé soulever des poids. Puis, dans un mouvement d'horreur qui paralyse, il a crié : « As-tu perdu la tête? Es-tu devenu fou? Touche pas à ça! » Une fois de plus, ma tête a gagné, en refusant de laisser mon corps choisir. La chose la plus simple eut été de laisser tomber, de rentrer chez moi, de m'allonger sur le divan et de manger une glace en regardant la télé.

Il y a de cela trois ans, et je continue de m'entraîner. Mon ventre a considérablement rétréci. La morale de cette histoire : je ne la connais pas. Vous devrez l'imaginer vous-même. Tout ce que je sais, c'est qu'aujourd'hui, j'ai beaucoup plus d'énergie, je possède davantage de force et j'ai une meilleure estime de moi-même. Maintenant, sortez et faites quelque chose!

AVRIL FARLAM

FORTE — VOILÀ CE que j'étais —, plus forte que j'aurais voulu l'être, aussi loin que je puisse me souvenir. Pas vraiment grosse. Je pouvais porter un peu plus de poids que d'autres, parce que chez moi, les kilos ne s'accumulaient pas autour de la taille ou sur le derrière, mais se répartissaient un peu partout. J'avais de gros bras, un large cou et des hanches fortes. J'étais seulement *trop* forte.

Mon régime alimentaire semblait équilibré et quand j'essayais ceux à la mode, je perdais parfois quelques kilos. Mais je les reprenais aussitôt. J'étais normalement active. Et après tout, au secondaire, j'avais quand même fait partie de l'équipe de basket!

Ma forte taille ne m'avait jamais vraiment donné de complexes. J'aurais seulement souhaité être un peu moins plantureuse. J'étais heureuse en ménage et j'avais une belle famille. J'avais obtenu un diplôme de droit et j'avais monté un cabinet d'avocats qui avait attiré une importante clientèle. J'étais le modèle de la *superwoman* avec le monde à portée de sa main et plus de 10 kilos en trop.

Un jour, l'on m'a recommandé un médecin. Elle a traité mes problèmes de santé et m'a informée que j'avais besoin d'un programme d'entraînement régulier, complet et rigoureux. J'ai commencé à lui expliquer pourquoi ce n'était pas nécessaire, combien j'étais active, que je n'étais pas vraiment grosse et que, aussi loin que je me souvienne, j'avais toujours eu la même carrure imposante. Après que j'ai eu fini de parler, elle m'a expliqué en quoi, au centre de conditionnement qu'elle fréquentait, l'entraînement différait de tous les autres. Elle m'y a même emmenée et m'a présentée à tout le monde.

Au début, c'était épouvantable. Je n'arrivais pas à m'entraîner plus de quelques minutes sur les appareils, avec le réglage ajusté au plus bas. De minces jeunes filles de 18 ans, à peine plus grosses que ma fille, et des femmes de 60 ans, qui auraient pu être ma mère, me surpassaient. Elles m'intimidaient et, en même temps, elles m'inspiraient. Je n'avais jamais su que j'étais en aussi piètre forme.

J'ai rapidement développé de l'endurance et j'ai augmenté le niveau de difficulté des appareils. Quelques semaines plus tard, j'ai accompagné ma fille dans notre habituelle randonnée à bicyclette. Mon mari et mes enfants ne m'attendaient plus à distance, je les accompagnais. Et tout à coup, cela m'a frappée : je suivais!

Dans ma pratique du droit, je ne pouvais m'entraîner régulièrement tous les soirs; j'ai donc décidé de me lever une heure plus tôt et de commencer ma journée en faisant de l'exercice. Je ne ressentais plus la fatigue, car je dormais mieux. J'ai commencé à me sentir vraiment bien pour la première fois de ma vie.

Je m'entraînais régulièrement 20 à 25 fois par mois. D'une fois à l'autre, je me sentais mieux. Il m'arrivait de m'entraîner avec mon amie médecin qui m'apprenait des choses sur la nutrition et les maladies liées aux différents modes de vie. Même la santé de mon mari et celle de mes enfants s'améliorait.

À mesure que les semaines et les mois passaient, je progressais. Le premier automne, j'ai eu beaucoup de difficulté à trouver, dans mes magasins préférés, des vêtements qui m'allaient et j'ai soudain constaté que je ne portais plus de grandes tailles. Mon mari m'a aidée à marquer et à épingler mes vieux vêtements, qui devaient tous être rétrécis. Il a commencé à me dire que j'étais magnifique. Je gardais un vieux pantalon que j'enfilais de temps en temps pour m'émerveiller du changement. L'entraînement était devenu un tel plaisir que j'appréhendais les vacances, je craignais de m'ennuyer de mes exercices. Je suis devenue très efficace pour dénicher d'autres centres lorsque je suis en voyage.

J'avais toujours cru normal de ne jamais me sentir bien, d'être sans cesse fatiguée. Je m'étais toujours imaginé que je mourrais relativement jeune, comme bien des membres de ma famille. Ce n'est plus le cas maintenant. Un soir, j'essayais d'étroits vêtements neufs devant mon nouveau miroir pleine longueur, et nous discutions, mon mari et moi, de ce que nous ferons lorsque nous serons à la retraite. Je suis seulement dans la quarantaine, mais j'ai désormais l'impression que je ne mourrai jamais.

Maintenant, lorsque je me regarde dans le miroir, je m'étonne de voir comme ma vie s'est transformée. Je ne vois plus une femme forte. Ce n'est plus moi avec une dizaine de kilos en trop. Ce n'est pas moi habillée avec des vêtements amincissants. Ce n'est que mon reflet. La femme mince que j'ai toujours voulu être.

Rien que moi. J'adore ça!

ALBERT HOWELL

AVANT DE COMMENCER à m'entraîner, je n'avais pas beaucoup confiance en moi. Même si je suis relativement mince, je ne suis pas musclé. L'impression de ne pas avoir un physique avantageux me rendait timide. Je me suis inscrit un centre de mise en forme, car étant donné qu'il existe des centres un peu partout, je n'aurais plus d'excuse pour prétexter que c'était trop loin.

Au début, j'étais anxieux à l'idée de fréquenter le *royaume des superathlètes*, mais le personnel et les membres furent tous très accueillants et je n'ai jamais eu le sentiment de ne pas être à ma place. Quelques semaines plus tard, il s'est passé quelque chose d'étrange. Je me sentais mieux, je paraissais mieux; j'avais l'esprit plus vif et j'ai commencé à avoir confiance en moi. Je peux désormais m'imaginer avec le type de corps dont je pouvais seulement rêver. Je peux ne jamais ressembler à ce type dans la vie réelle, mais aussi longtemps que je continuerai à m'entraîner, je sais que je serai en santé, que j'aurai confiance en moi et que je serai assez intelligent pour comprendre que je n'ai pas besoin de ce corps-là pour être heureux.

ERNIE ROBINSON

AU COURS DES dix dernières années, j'ai été un avide
lecteur des auteurs de livres de croissance personnelle tels Norman Vincent Peale, le docteur Robert
Schuller, Dale Carnegie et ainsi de suite. Je recom-
manderais chaleureusement cette démarche à ceux
qui veulent grandir intérieurement et améliorer
leurs rapports avec les gens. Malheureusement, mon
être extérieur, mon corps, souffrait de la maladie de
Michelin : j'avais la taille entourée de pneus de secours pour poids lourds. La léthargie avait remplacé
l'énergie, ce qui avait diminué mon estime de moi-
même. Les croustilles étaient devenues mes meil-
leures amies et mes artères s'étaient rebellées, en
augmentant mes battements de cœur à 96 pulsations
par minute, au repos.

Un conseiller m'a établi un programme en alternance d'exercices cardiovasculaires et de musculation. Je travaille tous les matins en ayant l'impression
qu'à partir de 7 h 30, j'ai fait plus d'exercice que n'importe quel individu dans une journée. Mon esprit de
discipline — essentiel pour un entraînement quotidien
— me fournit, chaque jour, un incroyable surplus
d'énergie. J'arrive même à éviter certaines maladies
(j'attrapais régulièrement des rhumes et des grippes)
en allant au centre et j'exécute allègrement certains
exercices qui me laissent revigoré plutôt qu'affaibli.

Je suis désormais fier de retirer ma chemise l'été. Michelin ne m'étrangle plus la taille et j'ai réduit de 20 battements ma fréquence cardiaque au repos (sauf quand je regarde ma blonde).

Il existe une belle vie possible pour chacun d'entre nous!

KAREN TRUSSLER

JE PEUX AFFIRMER que ce ne sont pas les quatre kilos que j'ai perdus, c'est bien davantage que cela. C'est ma santé qui est meilleure. C'est la motivation pour continuer, même quand c'est difficile de trouver du temps, et plus encore, de l'énergie, pour faire un mouvement supplémentaire. C'est la façon dont mes vêtements me vont. C'est l'énergie que je gagne en m'entraînant régulièrement. C'est de pouvoir prendre soin de moi et développer la résistance nécessaire pour faire tout ce que je veux. C'est la promesse d'une vieillesse en bonne santé.

JOHN OTA

L'EXERCICE N'A pas changé ma vie, il l'a sauvée. En 1995, alors que je venais d'avoir 40 ans, je me suis regardé dans le miroir et l'image qu'il m'a renvoyée n'était pas particulièrement séduisante. Mon corps flasque et mon Michelin autour de la taille étaient moins que flatteurs pour un homme qui abordait *les plus belles années de sa vie*. Un régime alimentaire déséquilibré et le manque d'exercice avaient provoqué de l'arythmie et un souffle au cœur. Connaissant l'histoire des maladies cardiaques dans ma famille maternelle et paternelle, je savais que ma sédentarité m'exposait à un arrêt cardiaque précoce.

La crise de la quarantaine se résout de différentes manières. Certains s'achètent des voitures sport. D'autres changent de partenaire pour en choisir des plus jeunes. J'ai utilisé le cadeau de ma belle-mère pour me payer un abonnement dans un centre de mise en forme. Étant obsessif de nature, je me suis attelé à un programme gradué, mais régulier, d'aérobique et de poids et haltères, avec vérification des résultats tous les trois mois. Lentement, pas à pas, j'ai senti les améliorations. En réduisant les graisses et en adoptant un régime alimentaire sain, j'ai commencé à me sentir plus fort, j'avais davantage de résistance, et le meilleur de tout ça, je ne souffrais plus d'arythmie et mon souffle au cœur avait disparu.

Entre-temps, un cours sur les arts martiaux m'avait incité à poursuivre des cours de karaté. Et après que mon derrière eut été raffermi grâce au siège fixe du vélo d'exercice, j'ai entrepris des exercices de stimulation cardiaque. Pendant que la sueur ruisselait sur mon visage, que mes poumons aspiraient l'oxygène et que mes jambes scandaient les gémissements de Madonna, ma tête et mon corps avaient trouvé un moyen de fuir la tension du bureau.

En plus d'améliorer ma santé physique, la fréquentation du centre a amorcé des processus qui ont transformé ma vie dans son ensemble. Professionnellement, mon entraînement à l'heure du midi me permet de changer de décor, ce qui me rend plus productif et, de ce fait, m'ouvre d'autres perspectives sur la vie. De plus, j'ai eu la chance de rencontrer, au centre, des gens qui, à partir de leur expérience, m'ont donné de judicieux conseils pour ma vie professionnelle.

Au plan émotif, la possibilité de libérer des énergies refoulées, dans une atmosphère agréable, me garde de bonne humeur toute la journée. Comme l'œil d'un cyclone, mon heure d'entraînement constitue mon espace de calme et d'équilibre dans une journée frénétique.

La mauvaise nouvelle, c'est qu'après tout ce travail, l'on ne m'a toujours pas offert de poser en sous-vêtement pour une pub de Kelvin Klein. La bonne nouvelle, c'est que physiquement et intellectuellement je suis en meilleure forme que je ne l'ai jamais été dans ma vie. Sans exercice, je souffrais de stress, de tension et d'arythmie. Avec les exercices, je suis en excellente forme physique, je suis optimiste et j'ai la certitude d'avoir prolongé ma vie. J'ai aussi le sentiment d'avoir évité une crise cardiaque potentielle. Du point de vue physique, émotif et professionnel, ma vie est mille fois meilleure qu'elle ne l'était avant que je commence à m'entraîner, il y a quatre ans. Tout a commencé avec le conditionnement physique.

CHAPITRE TROIS

SE SENTIR BIEN

LA RAISON POUR laquelle les gens continuent de s'entraîner – parce qu'ils veulent être en forme – n'a que partiellement à voir avec leur apparence. Cela ne compte que pour 25 % de l'équation, même si bien paraître, comme nous l'avons constaté, est souvent le premier motif qui les incite à faire de l'exercice. L'autre 75 % de leur ambition, c'est de se sentir bien. La meilleure façon de décrire ce sentiment, c'est de parler de son absence. Un athlète, ou une personne qui a toujours été active, vous dira : « Te souviens-tu comme c'était formidable quand on a marqué ce but, gagné cette course, peinturé toute la maison en une seule journée? »

Si je vous demandais « Avez-vous déjà attrapé le rhume? », la plupart des gens répondraient oui, et si je leur demandais quel effet cela a produit, ils me répondraient sans doute : « C'était affreux, je manquais d'énergie, j'avais tellement de douleurs et de courbatures! » Bref, c'est ainsi que l'on se sent lorsqu'on n'est pas en forme, sauf que contrairement au rhume, cela ne disparaît pas comme c'est arrivé. Le *mauvais état* s'installe lentement, insidieusement, de sorte que vous ne vous en apercevez pas vraiment.

Prenons l'exemple de l'alcool. La première fois que vous vous soûlez, vous avez une terrible gueule de bois. Vous faites ça durant une semaine et c'est affreux. Vous continuez pendant un an et cela devient un mode de vie. Vous vous habituez à cet inconfort et vous finissez par vous imaginer que c'est normal. Sans exercice, votre organisme a la gueule de bois. Votre corps sait qu'il devrait avoir de l'énergie et de la vitalité, mais votre cerveau se contente d'une qualité de vie médiocre.

Imaginez que vous souffrez d'allergies et que vous avez toujours le nez bouché. Puis, un beau matin, vous vous réveillez et, tout à coup, vous ne reniflez plus, vous respirez. Vous sentez l'odeur de la tarte aux pommes qui cuit; vous respirez le parfum des lilas. C'est cela être en forme. Pour une personne en bonne condition physique, le soleil brille. Vous faites vos courses et vous avez un surplus d'énergie. Vous causez avec quelqu'un et vous êtes plus enthousiaste. C'est cela se sentir bien. L'on n'y parvient pas en s'assoyant pour lire des ouvrages sur l'estime de soi. Il faut que l'organisme fonctionne normalement pour que le corps, la tête et l'esprit éprouvent un état de bien-être.

> *Dans la vie, vous êtes votre propre héros. Accordez-vous du crédit pour tous les efforts que vous faites pour vous maintenir en forme et en bonne santé. Le fait que vous ayez décidé de vous lever tous les matins pour participer à des activités physiques, plutôt que de vous contenter d'être spectateur, fait de vous un héros. Soyez reconnaissant envers vous-même pour cet effort.*

Si votre condition physique décline, vous constatez qu'il y a certaines choses que vous ne pouvez plus faire. Vous vous enlisez alors dans le refus de choisir des activités qui mettent en évidence vos faiblesses. Vous cessez de nager parce que vous ne voulez pas exposer votre ventre. Vous ne jouez plus au squash parce que vous êtes essouflé. Le plaisir que vous auriez à faire du ski aquatique, de la randonnée pédestre, à jouer avec vos petits-enfants ou à courir avec votre chien font partie du bien-être. Il vous est impossible de courir avec vos enfants ou avec votre chien si votre manque d'énergie vous oblige à vous affaler sur le divan.

Lorsque vous consacrez 20 minutes trois fois par semaine à l'exercice, votre vie a soudain plus de *saveur*. Il se produit une réaction chimique qui informe votre corps des bienfaits de l'activité physique. Vous n'avez pas besoin de connaître la biochimie des endomorphines pour ressentir ce bien-être et savoir qu'il a été déclenché par l'exercice. Et s'entraîner est incroyablement facile. Tout ce que vous avez à faire, trois fois par semaine, c'est d'augmenter suffisamment votre rythme cardiaque pour haleter légèrement quand vous parlez; non pas étouffer, mais être juste un peu essoufflé. Tout ce que vous devez faire, trois fois par semaine, c'est raffermir un peu plus vos muscles au moyen de ce que nous appelons une méthode de surcharge progressive. Vous remarquerez, après six semaines, l'étonnante différence.

Faire de l'exercice n'est-il pas ennuyant?

LA MAJEURE PARTIE des individus se sentent bien immédiatement pour une raison essentielle : le pouvoir sur soi. Ils contrôlent leur corps. Si vous vous détendez et écoutez votre corps, il vous dira ce dont il a besoin pour se sentir bien. Cependant, vous vous demandez certainement si après six semaines ou six mois, l'entraînement ne devient pas une routine, si l'on ne risque pas de perdre sa motivation.

Si faire de l'exercice vous fatigue, c'est pour deux raisons. D'abord parce que vous avez atteint la limite de vos possibilités : *assez, c'est assez*, et que vous tentez de vous surpasser inutilement. La seconde cause est la lassitude : parcourir la même route trois fois par semaine, courir chaque fois sur le tapis roulant, soulever les mêmes poids vous ennuie.

Je répondrais à cela que nous sommes très chanceux. La nature nous offre un espace merveilleux pour des activités extérieures. Les gens dans la rue ou dans les parcs sont très agréables à regarder. Où que vous soyez, vous pouvez jouir de votre environnement. Imaginez que, trois fois par semaine, cette demi-heure vous permette d'être attentif et sensible à votre environnement. Si vous avez la chance de fréquenter un centre bien équipé, les appareils sont tellement futuristes qu'ils fascinent la plupart des gens. Ils vous indiquent votre rythme cardiaque et à quelle vitesse vous courez. Ils vous donnent vos résultats de la semaine ou du mois précédent. Dans la majorité des centres vous pouvez regarder la télévision pendant votre entraînement. Vous pouvez lire sur le vélo d'exercice ou dans l'escalier d'entraînement.

Mais j'encourage les gens à ne rien faire. De laisser simplement flotter les pensées qui leur traversent l'esprit et disparaissent. C'est comme la méditation. En méditant, vous libérez votre esprit pour le laisser errer. L'exercice peut devenir une forme de méditation ambulante. En vous accordant un peu de temps à vous-même, cela vous permet de vous concentrer au cours de l'entraînement et de réduire votre niveau de stress. Bien des individus méditent assis, pour se détendre et diminuer leur stress. Vous pouvez vous entraîner dans le même esprit.

Différencier le sport de l'exercice

IL EXISTE UNE autre considération qui influence la manière de percevoir les bienfaits de l'exercice physique. La plupart des individus souffrent du *syndrome de l'échec* parce qu'à l'école, ils n'étaient pas doués pour le basket, le volleyball, l'athlétisme ou pour d'autres sports. Le secret pour se sentir bien en faisant de l'exercice, c'est de le différencier du sport. À l'école, l'éducation physique valorisait souvent les athlètes et ceux d'entre nous qui n'étaient pas doués ont eu l'impression d'échouer. Personne ne nous encourageait pour notre participation. Les choses se passent toujours de la même façon aujourd'hui. Dans beaucoup d'écoles, l'emphase est mise sur l'athlétisme plutôt que sur la mise en forme. Elles perpétuent ce sentiment d'échec dans ces générations de téléphages; car, soyons réalistes, très peu d'entre eux deviendront de grands athlètes. Adultes, nous traînons cette crainte d'être mal à l'aise, la honte de ne pas être habiles, la peur de faire rire de soi, et nous évitons les centres de conditionnement physique. Nous nous empêchons de faire de l'exercice.

La mise en forme ne nécessite pas d'aptitudes particulières

LORSQUE VOUS VOUS décidez enfin à vous inscrire à un centre de conditionnement physique ou à vous acheter des appareils d'exercice, ou encore, à faire de la marche rythmée tous les soirs, vous devriez vous accorder une salve d'applaudissements, simplement pour le fait de prendre votre vie en mains, de la maîtriser. Ensuite, soyez conscient que les activités nécessaires à la mise en forme ne sont pas celles destinées à former des athlètes. Elles ne requièrent pas d'habiletés particulières. Aucune des activités de conditionnement physique ne nécessite de l'adresse. Si vous êtes capable de tenir un crayon, de brosser vos dents, d'ouvrir un livre, vous pouvez vous entraîner.

La forme d'exercice la plus simple est la marche. Tout le monde peut marcher, à moins d'être atteint d'une infirmité qui rend la marche impossible. Si vous marchez une demi-heure par jour, cinq fois par semaine, vous serez en bien meilleure forme que la majorité de vos amis et collègues de travail. Cela fait du bien à vos artères, brûle vos acides gras, abaisse votre pression artérielle et vous permet de contrôler votre poids.

Pour prendre soin de votre cœur, vous devez cependant, trois fois par semaine, ajouter de 12 à 20 minutes d'exercices qui augmenteront votre fréquence car-

> *Soyez conscient que dans le conditionnement physique, être bon signifie atteindre vos objectifs personnels et non être meilleur que les autres. Chaque progrès que vous faites pour améliorer votre santé et la mise en forme de votre corps constitue un triomphe personnel.*

diaque, pour l'amener à ce que l'on appelle la phase d'entraînement. Vous pouvez le faire en marchant très vite, en courant ou en utilisant un vélo d'exercice, à la maison ou dans un centre de conditionnement. Il n'y a pas d'apprentissage. Si vous avez deux jambes mobiles, l'on peut vous installer sur une bicyclette et vous saurez comment faire. Il en va de même pour le tapis roulant ou pour les appareils appelés multiexerciseurs (*cross-trainer*). Il vous est possible d'apprendre à utiliser un multiexerciseur en cinq minutes. Certains appareils exigent un apprentissage plus long, peut-être une demi-heure, mais aucun ne s'apparente à la technologie des fusées.

Pour l'entraînement à la musculation, vous pouvez apprendre à faire une traction en deux minutes et un redressement assis, en une minute. Si vous fréquentez un centre qui possède les équipements requis, tout ce que vous avez à faire, c'est de déplacer les vis de serrage

pour changer les poids. Il existe des appareils de musculation informatisés qui demandent moins d'une
demi-heure d'apprentissage. Les équipements de conditionnement physique n'ont rien à voir avec l'athlétisme.
Bien sûr, il vous arrivera de voir des athlètes fréquenter
ces centres ou vous pouvez vous-même les fréquenter
dans le but de devenir un athlète, si c'est ce que vous
désirez. Certaines personnes s'entraînent pour un sport
en particulier. Mais le conditionnement physique diffère complètement des sports. La mise en forme, c'est
surtout pour permettre à votre corps de remplir ses véritables fonctions; ainsi votre cerveau remplira, lui aussi,
ses tâches, et vous pourrez tirer le meilleur parti possible
de la vie.

C'est tellement facile!

LE PROBLÈME, C'EST que nous tenons notre corps pour acquis. Nous sommes convaincus que nous serons toujours en bonne santé, sans rien faire de particulier pour le demeurer. Mais lorsqu'il nous arrive d'être malade ou d'être victime d'un accident, l'on constate qu'il est impossible de tenir son corps pour acquis. Il arrive que ce soit la maladie ou l'adversité qui nous conduise à l'entraînement (nous en reparlerons plus loin dans ce livre).

La réalité, c'est que, en matière de santé et de forme physique, nous naissons avec tout ce qu'il faut pour être au meilleur de notre forme. Depuis des milliers d'années d'évolution, la nature nous facilite la tâche pour arriver à nous sentir bien. Il y a 168 heures dans une semaine. Votre corps fonctionnera à merveille si vous lui accordez une heure et demie à deux heures de ce temps pour l'entraîner. Deux heures par semaine, c'est l'équivalent de 104 heures par année — 4,3 jours — pour faire de l'exercice. Considérant qu'un individu vit en moyenne 78 ans, vous aurez employé 335 jours de votre vie pour faire de l'exercice. Il est prouvé que vous gagnez deux ans de vie supplémentaire si vous vous entraînez régulièrement. Ainsi, vous vivrez de 10 à 15 ans de plus si vous faites du conditionnement physique de façon régulière, tout au long de votre vie d'adulte. Pensez au remboursement, il équivaut au moins à plus de 100 % de votre mise. Aucun autre investissement ne vous rapportera autant.

Si tout cela est vrai, comment expliquer que dans notre culture tant de gens soient dans une forme lamentable? Je dis qu'il faut considérer cette « épidémie de mauvaise forme », avec son anxiété chronique, la fatigue et le sentiment de mal-être qui la caractérisent, comme une infime poussière sur l'écran du radar de l'histoire humaine. En effet, ce n'est que depuis une cinquantaine d'années que nous n'avons plus à travailler physiquement tous les jours. Les commodités dont nous disposons aujourd'hui, dans le monde occidental, sont relativement récentes. L'on sait que 20 % de la population est consciente de ce phénomène et s'adonne à des activités physiques. L'autre 80 % est informée, mais ne s'en préoccupe pas. Au Canada et aux États-Unis, seulement 9 % de la population fréquente les centres de conditionnement physique. Ce pourcentage augmente progressivement de 1 à 2 % par année.

Autrefois, les tâches physiques étaient épuisantes. Nous mourions jeunes, à force d'avoir travaillé des

Mes activités physiques préférées : j'adore le patin à roues alignées. Je trouve la vitesse enivrante et le patin à roulettes est une activité qui ne brutalise pas le corps. J'adore faire de la bicyclette, surtout là où il y a de beaux arbres à profusion, dans l'air frais et sous le soleil. La nage, l'escalade et le ski comptent aussi parmi mes activités favorites.

16 heures par jour dans les mines ou aux champs. Ce n'est plus le cas aujourd'hui. Désormais, l'on doit faire de l'exercice pour ne pas se rouiller, faute d'activité. Les tâches se sont transformées; elles sont moins dures physiquement mais mentalement plus stressantes. J'imagine que de plus en plus de gens feront preuve d'assez d'intelligence pour comprendre la nécessité de faire des activités physiques, surtout lorsqu'ils découvriront comme c'est simple et facile. Comment, en fait, c'est agréable.

Pensez à la nourriture. Vous savez que vous devez manger. Le creux dans votre estomac vous en informe. Si vous restez des semaines sans manger, vous mourrez. Ce qui se passe lorsque vous ne faites aucun exercice, c'est que vous précipitez votre mort, mais elle se *précipite lentement*. Entre-temps, votre qualité de vie se détériore, car vous êtes plus fatigué, vous avez moins de vitalité.

Pour aider les gens à rester attrayants et à se sentir bien, nous, dans l'industrie du conditionnement physique, avons dû trouver des moyens d'éliminer votre peur de l'exercice. Les images de perfection et d'athlétisme doivent disparaître. Ces images prévalent dans notre société parce qu'elles attirent l'attention. Ce n'est pas rentable de montrer des images de centaines de femmes qui ont eu plusieurs enfants, qui pèsent environ 10 % de plus que leur poids idéal, mais s'acceptent telles qu'elles sont et paraissent bien. Cependant, si je montre une photo des cent personnes les plus obèses, partout dans le monde, je suis certain de faire la manchette. Si je fais la même chose avec les corps les plus musclés, l'on s'exclamera : « Eh! Regardez-moi ça! »

Les magazines et la télévision amassent des fortunes en faisant la promotion de la perfection. Ils vous diront qu'il existe des milliers de moyens de renforcer vos biceps. C'est simple, c'est comme si l'on vous proposait mille façons de tourner le volant de votre voiture. Sachant qu'une ou deux techniques suffisent, à quoi cela sert-il? C'est la même chose pour l'entraînement. Les deux appareils les plus difficiles à utiliser sont les haltères et les barres à disques. Vous n'en avez pas besoin. La plupart des revues de consommation les recommandent avec insistance, mais vous n'aurez jamais besoin d'y toucher. Et même si vous décidiez de faire des poids et haltères, quelqu'un pourrait vous l'enseigner, en six séances faciles.

Même les cours de conditionnement physique sont conçus pour être accessibles à tout le monde. Il existe des cours de niveau supérieur, plus compliqués, mais ils ne vous est pas nécessaire de les suivre pour vous mettre en forme. Les gens s'y inscrivent pour le défi. Vous serez en forme que vous suiviez ou non ces cours. C'est aussi vrai que certaines personnes découvrent, après s'être entraînées, qu'elle ont des talents d'athlètes. Elles courent les marathons, perfectionnent leur jeu au golf ou gagnent au squash. Mais ce n'est pas le cas de tout le monde, et ce n'est pas forcément le vôtre non plus.

> *La pratique des activités physiques agréables en pleine nature possède un avantage supplémentaire : le paysage lui-même nous remplit d'énergie. Je trouve qu'un décor semblable incite à la méditation. Je fais une grande partie de ma méditation en bougeant. C'est impossible d'être en montagne et de ne pas réfléchir à la spiritualité.*

Si les statistiques continuent de démontrer que 80 % de la population est sédentaire, je prévois que notre longévité, comme peuple, pourrait diminuer d'environ deux années. Nous paierons bientôt le prix de notre inactivité. Par ailleurs, si la proportion de la population qui s'entraîne passait de 20 à 40 %, les effets positifs sur la santé feraient un bond considérable. Si les choses continuent de se passer tel que présentement, j'entrevois un immense écart entre les obèses qui mourront jeunes, avec des coûts importants pour les services de santé, et ceux qui auront à les défrayer et le leur reprocheront. Il y a actuellement une réaction contre les fumeurs. Ils s'absentent du travail plus souvent que les autres parce qu'ils sont malades, ils sont moins productifs, ils meurent plus jeunes et les coûts des soins palliatifs qu'ils nécessitent sont élevés. Le nombre de non-fumeurs dépasse désormais celui des fumeurs et les pressions sont fortes pour lutter contre la dépendance future à la nicotine. D'ici 10 ou 30 ans, peut-être verrons-nous une réaction semblable contre les gens paresseux et inactifs.

Mais revenons à la sensation de bien-être. Quoi d'autre pourrions-nous ajouter pour vous convaincre que le conditionnement physique contribue à cette sensation? Même le sexe est meilleur. Votre corps est plus beau. Il séduit davantage votre partenaire. Vous êtes plus agréable à toucher. Vous avez la capacité physique de faire durer le plaisir plus longtemps et d'en profiter. Vous ne risquez pas une crise cardiaque ou un étirement des muscles. C'est agréable. L'on se sent bien.

L'entraînement a aussi un effet bénéfique sur la dépression. Des études ont démontré que l'activité physique rendait de meilleure humeur. Beaucoup de problèmes émotionnels sont causés par un sentiment de perte de contrôle. Si vous avez l'impression de maîtriser la situation, vous avez une meilleure estime de vous-même. Et le premier pas vers cette prise en charge, c'est, vous le savez, l'activité physique.

Se sentir bien, c'est une impression intangible qui, paradoxalement, devient tangible. Elle est difficile à décrire avec des mots, mais vous la reconnaissez lorsqu'elle se produit. Il vous est impossible de l'embouteiller ou de la conserver autrement. C'est comme un sourire; il existe, tout simplement.

Quelques personnes qui ont découvert ce trésor intérieur : se sentir bien

KATHRYN MCEWIN

IL Y A EXACTEMENT un an, j'ai décidé de changer des priorités dans ma vie. J'avais placé en tête de liste : prendre soin de ma santé et être plus en forme. Je me suis alors mise à la recherche d'un gym qui m'aiderait à atteindre mes objectifs. Lorsque j'ai franchi la porte du centre de mise en forme de mon quartier, j'ai su que j'étais au bon endroit. L'équipement est excellent, le personnel est sympathique, il nous encourage, nous supporte et il se souvient toujours de notre nom. Ils m'ont établi un formidable programme qui combinait des exercices cardio-vasculaires, des poids et haltères et des exercices d'étirement. Ce ne fut pas long avant que je perçoive des résultats, non seulement devant le miroir, mais aussi à l'intérieur de moi. Je reprenais confiance en moi, mon énergie redoublait, mon endurance augmentait, et je me sentais tellement bien!

Si j'avais un conseil à donner à propos de l'exercice, ce serait de persévérer pour voir et ressentir ses prodigieux effets. Il est parfois difficile de trouver du temps pour se maintenir en bonne santé, mais si l'on en fait une priorité, on le trouve. En un an, j'ai perdu près de 14 kilos et 24 centimètres et ma fréquence cardiaque a baissé de 16 pulsations, au repos. J'ai aussi perdu 13 % de tissus adipeux. Pour obtenir ces résultats, je mange plus sainement et je fais davantage d'exercice. Je porte maintenant des vêtements que je n'avais pas mis depuis mes années de collège. Mais l'important, c'est que je me sens merveilleusement bien.

BRENDA PAUL

IL ÉTAIT IMPÉRATIF, pour moi, de m'entraîner dans un gym. J'essaie d'y aller au moins deux ou trois fois par semaine. L'entraînement a contribué à mon bien-être émotionnel, physique, spirituel et à ma santé mentale. Je me sens mieux, je parais mieux et j'ai beaucoup plus d'énergie. Quand je me sens légèrement déprimée, je m'entraîne pour éliminer le stress et les tensions. Je fréquente aussi le gym pour rester sereine. Il m'arrive de faire travailler mon corps en me détachant complètement de toutes les pensées négatives et les pressions de l'extérieur. Parfois, c'est une forme de méditation. Au fur et à mesure que je vieillis, j'apprends à contrôler les malaises et les douleurs que j'éprouve lorsque je suis inactive. Je sais aussi combien l'exercice m'est essentiel pour garder confiance en moi.

J'ai 48 ans, je suis une mère célibataire avec deux enfants âgés de 19 et 21 ans. Mes enfants me disent comment ils sont fiers d'avoir une mère qui se maintient en forme et est aussi séduisante. Je suis en meilleure forme que la majorité des gens de mon âge. Je suis aussi fière d'avoir trouvé la motivation et le courage nécessaires pour atteindre ce but. J'espère, avec tous ces efforts, vieillir le plus lentement possible, afin de profiter du bonheur de cette merveilleuse vie.

MARGIE MASTELLAR

J'AI 72 ANS et je suis certaine que fréquenter un centre de conditionnement physique me garde jeune, en forme et en santé. J'ai perdu des centimètres et des kilos et j'ai gagné plusieurs amis. J'ai toujours aimé pratiquer toutes sortes de sports : la natation, l'aviron, la bicyclette et l'aérobique. Ainsi, quand mes amis me disent qu'à notre âge, nous n'avons plus besoin de cela, je leur réponds que, précisément, à notre âge, c'est doublement nécessaire. Des tests de densité osseuse ont révélé que j'avais une ossature de jeune adulte. Les poids et haltères assurent la solidité de mes os. Je me sens merveilleusement bien.

LYNNE McDONALD

JE ME SUIS réveillée un matin, après les années mouvementées au cours desquelles j'avais élevé trois garçons, en constatant que je n'avais pas d'énergie, que je dormais mal. Mon estime de moi était en chute libre parce que les vêtements qui, je le jure, m'allaient bien la semaine derrière, ne m'allaient plus. J'étais de plus en plus irritable en tentant de travailler à temps plein tout en m'occupant des enfants qui grandissaient et étaient de plus en plus actifs.

J'avais fait des exercices cardiovasculaires et des poids et haltères trois fois par semaine durant des années. J'étais cependant tombée dans le piège de m'en contenter, sans chercher d'autres défis. J'ai alors décidé de changer mon schéma corporel et de développer de l'endurance; je souhaitais en même temps améliorer mon apparence générale, mon estime de moi-même, ma capacité de faire face au stress et mes habitudes alimentaires.

Avec l'aide et l'encouragement des membres du personnel d'un centre de mise en forme, mes habitudes de vie ont changé de façon radicale. Mon expérience m'a permis de mieux comprendre la nécessité d'un entraînement avec des exercices cardiovasculaires, elle m'a sensibilisée davantage aux effets de l'alimentation et m'a aussi rappelé l'importance de se fixer des objectifs et d'avoir du plaisir.

J'ai perdu une grande quantité de gras corporel. J'ai de l'énergie à revendre, au point que mes enfants n'arrivent plus à me suivre. Mes collègues ont remarqué que je suis beaucoup plus calme et plus détendue devant les problèmes quotidiens.

J'ai atteint mes objectifs de base et je m'en fixe d'autres, plus exigeants. Le désir d'informer les autres des bienfaits de l'activité physique, des exercices d'endurance et d'un régime alimentaire équilibré m'a incitée à me qualifier pour devenir entraîneur personnel. J'adore cet aspect de ma vie, au point que je ne le considère pas comme un travail!

CHAPITRE QUATRE

LE POIDS SANTÉ

Tout le monde parle du poids *idéal*. Le poids est une obsession dans notre culture parce que nous l'identifions à l'individualité et à l'estime de soi. Les gens sont prêts à se donner beaucoup de mal pour trouver *la solution* à leur poids. Que signifie pour vous le poids idéal? Vous souhaiteriez marcher dans la rue et que tout le monde s'arrête pour vous jeter des regards admiratifs; que tous les photographes de mode de l'univers vous sollicitent pour faire la couverture des magazines *Vogue* ou *GQ*; que tous vos amis soient jaloux et qu'ils souhaitent vous ressembler.

Reprenez votre souffle. Cela ne se passera pas ainsi. L'opinion des autres sur vos mensurations ne vous rendra jamais heureux et tous les critères déjà mentionnés relèvent de l'opinion des autres. Il importe que vous décidiez vous-même, en tenant compte de votre type corporel et de votre mode de vie, du poids qui vous rendra heureux.

Lorsqu'il s'agit du poids, l'influence des médias est insidieuse. Vous constaterez que je vous répète souvent, dans ce livre, de vous méfier des images de la perfection que véhiculent les magazines, la télé et le cinéma. Pour 99 % de la population, il est impossible de ressembler à ces images. En fait, si vous voyiez les mannequins et les stars de cinéma en personne, vous constateriez qu'ils ou elles ne sont pas aussi parfaits que le laissent croire les pages des magazines ou les écrans de cinéma.

Souvent, nous adhérons à ce courant de la culture contemporaine en proie à l'obsession de la minceur avec généralement pour conséquences des résultats désastreux pour la santé et pour l'estime de soi. Nous perdons de vue le fait que les critères de séduction ont varié au cours des différentes périodes de l'histoire. À certaines époques, les formes rondes étaient tout aussi à la mode que l'extrême minceur l'est aujourd'hui. Il faut faire la distinction entre le poids santé, atteignable, et le poids idéal, qui n'existe pas. Il faut aussi différencier le poids santé et l'excédent de poids. Enfin, il nous faut comprendre que le poids est un aspect de notre état de santé général et que le poids idéal est celui qui permet à notre corps de se maintenir au meilleur de sa forme.

Le poids santé

LE JUSTE POIDS dépend, pour chaque individu, d'un certain nombre de facteurs. Considérez d'abord votre tâche. Êtes-vous un athlète de compétition? Ces derniers ne représentent qu'un mince pourcentage de la population, soit environ 2 %. Les athlètes de compétition doivent réduire au maximum leur masse adipeuse pour se déplacer rapidement. Si vous en êtes, vous vous entraînez et vous connaissez suffisamment bien les exigences de votre régime alimentaire pour que la question du poids ne se pose pas. Ainsi, pour la majorité des athlètes de compétition, leur poids est d'abord déterminé par le type de sport auquel ils s'adonnent, par la manière dont ils s'entraînent et celle dont ils participent à la compétition.

Beaucoup plus nombreux sont les athlètes amateurs qui pratiquent le sport pour se distraire, pour le plaisir ou pour la compétition libre. Dans le cas des athlètes amateurs, pour un homme, la proportion des graisses devrait compter pour 10 à 20 % de son poids et pour une femme, de 15 à 25 %, selon leur type corporel propre : ectomorphe, endomorphe ou mésomorphe. Ces pourcentages de tissus adipeux s'appliquent aussi comme norme, même si vous n'êtes pas un athlète amateur.

La majorité des gens ne sont pas des athlètes, amateurs ou autres. Comme je l'ai déjà dit, l'athlétisme se différencie nettement de la mise en forme. Examinons alors la masse adipeuse pour la population moyenne. Pour beaucoup d'individus, elle se situe à plus de 30 %; à 40 % ils seront considérés comme obèses. Si vous dépassez 30 %, vous avez nettement un surplus de poids. C'est mauvais pour votre santé, vous risquez de vivre moins longtemps et votre qualité de vie sera quotidiennement affectée.

Plutôt que de vérifier sur des tableaux pour savoir combien vous devriez peser, compte tenu de votre taille, fiez-vous davantage au pourcentage de cette masse. Peu importe votre taille ou votre structure osseuse, si ce pourcentage se situe dans un écart moyen, vous avez un poids santé. Si vous êtes un homme et que cette masse se situe entre 10 et 15 % du volume de votre corps, vous devriez en être satisfait. C'est un véritable poids santé. Vous ne voudriez pas peser moins, et ce n'est pas nécessaire. Si vous êtes une femme avec moins de 15 % de masse adipeuse, vous risquez que vos menstruations s'arrêtent, ce qui est malsain. Vous devriez conserver entre 10 et 30 % de masse adipeuse, ce qui représente une échelle souple qui englobe tous les types corporels. En fait, pour la majorité des gens, cette proportion varie entre 20 et 25 %.

Je conseillerais à un homme qui a atteint 20 % de sa masse adipeuse de songer à faire davantage d'exercice et de diminuer son apport en calories immédiatement, avant que son poids augmente. Je dirais exactement la même chose à une femme pour qui cette masse représenterait 30 % du poids. Donc, si vous pesez 70 kilos dont 40 % sont des graisses, vous avez un surplus de poids. Par ailleurs, si vous pesez 90 kilos dont 15 % de graisse, vous avez atteint votre poids santé. La variation entre 10 et 30 % prend en compte votre type corporel (ectomorphe, endomorphe ou mésomorphe), votre âge, l'étape de votre vie à laquelle vous êtes arrivé, le niveau de stress auquel vous êtes exposé, votre esprit de compétition ou votre attitude décontractée, votre productivité et tout le reste. À moins de 10 % de masse adipeuse, vous êtes sous-alimenté (à moins que vous ne soyez un athlète de haut niveau). Vous ne mangez pas suffisamment. Ceci ne concerne cependant qu'un faible pourcentage de la population, la majorité d'entre nous étant suralimentée.

La masse adipeuse se mesure avec un adipomètre ou par un test de bio-impédance. Ces instruments mesurent la quantité d'eau, la masse osseuse, la masse musculaire et toute autre matière de votre organisme. Un appareil de bio-impédance coûte des milliers de dollars et certains centres de conditionnement physique en mettent un à votre disposition. Un bon adipomètre coûte environ six cents dollars et de nombreux centres l'utilisent. Un professionnel du conditionnement physique qualifié et bien entraîné peut vous aider à établir la proportion de gras corporel de votre poids total.

Ce test ne dure que cinq ou dix minutes. Mais ses effets durent plus longtemps que le test lui-même, car la plupart d'entre nous se découragent en découvrant leur surplus adipeux. Il constitue cependant le point de départ qui vous permettra de prendre des décisions avisées pour corriger la situation et améliorer votre état de santé. À défaut du test, votre miroir vous donne un bon indice. Si vous vous regardez dans le miroir et que vous constatez que vous avez de cinq à huit centimètres de graisse qui pend au-dessus de votre ceinture, c'est que vous en avez trop.

Le facteur alimentaire

L'EXERCICE JOUE UN rôle crucial dans le contrôle du poids, mais les habitudes alimentaires doivent, elles aussi, être prises en considération. L'on peut être gros et en forme. Vous pouvez vous entraîner comme un malade et manger trop. Quand, par exemple, j'ai couru le marathon de Boston, en 1981, je pesais plus de 102 kilos. Durant des années, j'avais fait de l'aviron et je pesais entre 90 et 95 kilos. Je ramais quatre heures par jour, ce qui n'est pas le cas de tout le monde. Par ailleurs, lorsque je courais, je ne courais que trois fois par semaine. Je courais fort et longtemps, pour préparer mon corps à parcourir de longues distances. Je mangeais aussi beaucoup trop, si bien que j'avais pris sept kilos au cours de l'entraînement. Ce qui fait la différence, ce n'est pas seulement la quantité, mais aussi la qualité de ce que vous mangez. Consommer des protéines, des féculents, des fruits et des légumes est infiniment plus sain que d'absorber des lipides, telles des frites graisseuses. Nous le savons tous, mais nous l'oublions facilement.

Il arrive que des gens aient un poids santé, mais que leur apparence soit quelque peu décevante. D'autres ont l'air très minces, mais sont étonnamment faibles et en mauvaise forme. Ils ne font que s'abstenir de manger. Il y aussi des gens dotés d'un métabolisme phénoménalement lent qui ont du mal à perdre un gramme, peu importe le sérieux de leurs efforts. Il existe, à l'inverse, des gens dont le métabolisme est si rapide qu'ils n'arrivent pas à atteindre un poids normal. Pour tous ces gens, avec des métabolismes très lents ou très rapides, il est souvent nécessaire de recourir aux soins des professionnels pour bien maintenir un poids normal.

Quelques-uns de mes aliments favoris :
• Je ne bois ni café ni thé, mais j'adore le chocolat chaud; tout ce qui est chocolat, en fait. J'appelle le chocolat mon cinquième groupe d'aliments; il me sert de motivation et de récompense.
• J'adore le beurre d'arachide, surtout sur un bagel à la cannelle.
• Une entrée de légumes sautés (stir-fried) *me met réellement en appétit, surtout un mélange de courges, de navets et de patates douces.*
• Je raffole des ananas.
• J'ai essayé de devenir végétarien, mais c'est un régime qui ne me convient pas. Je mange de la viande rouge, mais rarement. Quand je mange de la viande, c'est surtout du poulet ou des fruits de mer.
• Mon mets favori entre tous : les hamburgers de ma mère.

Dans l'ensemble, cependant, nous nous situons dans la moyenne : notre métabolisme est normal; nous mangeons trop, mais pas assez d'aliments nutritifs, et nous ne faisons pas suffisamment d'exercice. Nous savons tous ce qu'est un poids santé et comment l'atteindre. Vous savez quand vous vous sentez bien. Votre corps le reconnaît lorsque vous êtes en santé et plein de vitalité. Vous vous observez dans le miroir et vous apercevez un corps en santé qui fonctionne bien et vous êtes attrayant, avec ou sans vos vêtements. Si c'est l'image qui vous est renvoyée, il y a des chances que vous ayez un poids santé. Vous pouvez atteindre 95 % du poids que vous souhaitez avoir simplement en participant à un programme de conditionnement physique comme celui que je suggère dans ce livre, soit en vous entraînant entre 20 et 30 minutes par jour, trois fois par semaine.

La plupart des gens commencent à faire de l'exercice pour perdre du poids. Bien sûr qu'avec le temps, l'exercice vous fera perdre du poids, mais cela ne se produira pas du jour au lendemain. Cette considération est extrêmement importante, étant donné que la majorité d'entre nous aspire à des résultats immédiats. Au départ, il est probable que votre poids augmentera parce que les premiers mois où vous faites de l'exercice, vous gagnerez un ou deux kilos de muscles. Les muscles pèsent plus lourd que la graisse là où ils se développent. Après quatre semaines d'exercice, une femme qui pesait 60 kilos peut voir son poids grimper à 62 kilos et s'inquiéter de ce qui lui arrive.

C'est à ce moment-là que je lui demanderais si son chandail et ses pantalons ne lui paraissent pas un peu plus amples; si elle n'a pas l'impression que ses muscles sont plus fermes et si elle ne se sent pas beaucoup mieux dans sa peau. Le poids initial que vous gagnez en muscles se traduira éventuellement par une perte de graisse sur toute la surface de votre corps. À mesure que vous remplacerez la graisse par du muscle, votre poids s'ajustera graduellement pour vous procurer un corps attrayant, en santé et plein de vitalité. Soyez patient. C'est ainsi que le processus fonctionne.

Je n'encourage jamais les gens à corriger leur poids en ne mangeant pas ou en s'imposant seulement des restrictions alimentaires. Si vous voulez contrôler votre poids, vous devez manger de manière raisonnable et vous avez aussi besoin d'une méthode d'entraînement aux exercices de musculation, combinés avec d'autres exercices. En ne mangeant pas, vous manquez de vitamines et d'autres éléments nutritifs. Dans ce cas, vous jouerez constamment au yo-yo avec votre poids et vous ne serez jamais heureux.

L'inefficacité d'un régime

FAIRE UN RÉGIME est une façon d'entraîner votre corps à affronter la famine. En diminuant votre apport en calories en deçà de ce que votre corps exige pour être satisfait, il s'imagine que vous vivez à l'âge des cavernes et que la cueillette a été désastreuse ou que vous êtes revenu de la chasse les mains vides. S'il a l'impression d'être privé de nourriture, il emmagasine les graisses autant qu'il le peut. L'évolution biologique du corps humain l'a entraîné efficacement à produire ce réflexe. Il s'attaque en même temps aux muscles pour en extraire les protéines et l'énergie, de sorte que vous vous affaiblissez. Souvenez-vous que chaque kilo de muscle brûle de 50 à 100 calories par jour. Si vous perdez la même quantité de muscle au cours de votre régime, vous aurez l'impression d'avoir maigri, mais vous n'obtiendrez pas une plus jolie silhouette et vous ne vous sentirez pas mieux, sans comprendre pourquoi. C'est l'inverse qui se produit si vous commencez à faire de l'exercice. Au départ, vous gagnez des kilos, mais ce sont des muscles. À long terme, l'exercice vous aidera à perdre des graisses sans risquer de les reprendre et à court terme, vous vous sentirez mieux et vous paraîtrez mieux.

Dans le cas où vous perdez du muscle avec un régime amaigrissant, disons environ deux kilos, vous perdez du même coup la capacité d'utiliser entre 250 et 400 calories de votre ration alimentaire quotidienne. Ainsi, dès que vous cessez de suivre votre régime et commencez à manger comme vous en aviez l'habitude, vous reprenez rapidement les kilos perdus. De plus, étant donné que votre masse musculaire a diminué, vous les reprendrez plus rapidement que vous ne l'auriez fait auparavant.

Chaque fois que vous commencez un régime qui vous prive des calories dont votre organisme a besoin, ce dernier réagit comme s'il était menacé de famine. Il réagit alors comme il se doit : il vous pousse à manger. C'est la raison pour laquelle, lorsque vous êtes au régime, vous éprouvez souvent une fringale, votre appétit augmente et vous abandonnez votre régime. Autrement, il vous faudrait être surhumain pour contrôler votre faim.

Un problème supplémentaire, c'est le fait que notre corps tient pour acquis que nous lui proposerons de faire de l'exercice pour reconstruire ses muscles, car c'est ce que nous avons fait pendant des millénaires. Au cours des cinquante dernières années, notre société est devenue beaucoup plus sédentaire. Autrefois, nous devions cultiver nos aliments, courir dans les champs, transporter du bois pour construire nos maisons et lutter contre les éléments. Aujourd'hui, nous n'avons qu'à nous asseoir devant notre ordinateur ou ouvrir la télé. Notre corps ne développe plus ses muscles en vaquant aux activités quotidiennes. C'est pourquoi, si vous les perdez en suivant un régime ou à cause de la maladie, vous devez faire des poids et haltères, faire de l'entraînement en circuit, reprendre vos forces. C'est la seule façon de reconstruire vos muscles. Le seul moyen de perdre efficacement du poids et de ne pas le reprendre, c'est de faire de l'entraînement à la musculation et de contrôler vos habitudes alimentaires.

Le contrôle de l'alimentation

IL EXISTE UNE différence entre suivre un régime et contrôler son alimentation. Le régime n'est qu'une réduction globale du nombre de calories que vous absorbez, sans égard à votre type corporel, votre mode de vie ou votre degré d'activité. D'autre part, contrôler votre alimentation suppose que vous vous disiez : « Pour fonctionner normalement, j'ai besoin de 3 000 calories par jour. Je dois les prendre dans différents types d'aliments : par exemple, un tiers de protéines, un tiers de féculents et un tiers de fruits et légumes. Ce n'est absolument pas la même chose que de diminuer les quantités.

Les humains sont omnivores. Nous avons besoin d'un apport équilibré de différents aliments. Même les animaux végétariens consomment des plantes variées. La plupart des espèces animales ont besoin de varier leurs aliments. Le coyote qui survit dans n'importe quel environnement, y compris dans les villes, mange n'importe quoi.

Contrôler votre alimentation signifie que vous prenez les calories dont vous avez besoin en quantités proportionnées, parmi les divers groupes d'aliments. Cela vous oblige à faire des choix avisés : vous préférerez, par exemple, une pomme de terre au four plutôt que des frites, ou encore un assaisonnement huile et vinaigre pour votre salade plutôt qu'une sauce maison crémeuse. En règle générale, une femme a besoin de 2 500 calories

101

par jour et un homme, de 3 500. Il existe des variantes qui dépendent de votre âge, de votre taille et de votre niveau d'activité. Cependant, il existe peu de gens qui arrivent à assouvir leur faim naturelle à moins de 1 000 calories par jour. De sorte que si vous faites un régime qui ne vous procure que 1 000 calories ou moins, vous n'absorbez que la moitié de votre ration quotidienne nécessaire. Vous perdrez beaucoup de votre masse musculaire; de plus, votre corps s'empressera de transformer ces calories en graisse. Il puisera son énergie dans vos biceps, vos triceps et les muscles de votre dos, qui se relâcheront.

Lorsque vous surveillez vos habitudes alimentaires en tenant compte du nombre de calories nécessaires à votre organisme selon votre mode de vie, votre type corporel et votre entraînement à la musculation, vous obtiendrez des résultats beaucoup plus satisfaisants. Si vous surveillez votre alimentation sans vous entraîner, environ 80 % du poids que vous perdrez éventuellement sera une partie de votre masse musculaire. Si, au contraire, vous faites de la musculation, presque toutes les calories que vous brûlerez seront des graisses et les aliments que vous mangerez se transformeront en muscles. Le secret pour un poids santé, c'est de fournir à votre organisme la quantité de calories nécessaire et de vous entraîner, en incorporant des exercices de raffermissement musculaire à votre programme.

L'une des idées fausses à propos de l'exercice et du contrôle du poids, c'est que brûler des calories exige de nombreux exercices de stimulation cardiovasculaire.

Les exercices de stimulation cardiovasculaire brûlent les calories à chaque séance d'entraînement. Mais si vous raffermissez vos muscles, vous brûlez des calories de façon continue. Vous avez besoin des exercices de stimulation cardiovasculaire pour améliorer le fonctionnement de votre cœur et de vos poumons, pour garder « toute la tuyauterie » en bon état, mais vous devez les répéter pour brûler des calories. Par ailleurs, si vous avez augmenté votre masse musculaire, vous n'avez pas besoin de manger moins pour brûler les calories. Les exercices de stimulation cardiovasculaire perdent 10 % de leur efficacité si vous les espacez d'une semaine.

Dans le cas de l'entraînement à la musculation, c'est beaucoup plus lent; si vous raffermissez vos muscles pendant six mois, cela prendra le même laps de temps pour revenir au point de départ. Si, pour une raison quelconque, parce que vous êtes malade ou en vacances, par exemple, vous ratez votre entraînement, vous avez des réserves. Vous reprendrez cette force rapidement après avoir recommencé votre entraînement.

Pour moi, atteindre un poids santé ne signifie pas se priver de nourriture. En fait, perdre du poids ne devrait pas être pénible. Cela devrait vous donner suffisamment de liberté pour vous permettre, à l'occasion, de manger votre aliment préféré, même s'il fait partie de la catégorie « c'est pas bon pour toi ». Dans mon cas, c'est le chocolat. Pour d'autres, c'est peut-être une bière froide ou un hamburger avec toute sa garniture. Vous ne devriez jamais vous imaginer qu'atteindre un poids santé est une expérience de privation. Ce n'est pas le cas. Vous pouvez vous établir un programme pour surveiller votre poids de manière à vous accorder quelques privilèges. Beaucoup de gens s'inscrivent à des programmes de surveillance du poids qui assurent la perte d'une certaine quantité de kilos dans un laps de temps déterminé. N'importe quel programme ou n'importe quel groupe de surveillance de poids qui n'encourage pas l'entraînement ne dit pas toute la vérité. N'importe lequel de ces programmes qui incite à une réduction extrême des calories ou qui encourage l'ingestion de grandes quantités d'un aliment en particulier (par exemple, des bananes ou des ananas) à l'exclusion des autres, est à éviter. Par contre, n'importe quel groupe de surveillance de poids qui préconise l'exercice associé à un régime alimentaire équilibré, et qui n'encourage pas les excès, est correct. Je pense que les meilleurs de tous ces programmes sont ceux qui nous enseignent à faire des choix sains et qui nous permettent de continuer seul, par la suite.

L'exercice a une influence sur l'appétit

POUR LA MAJORITÉ des gens, l'exercice aide à équilibrer l'appétit. Pour certains, il agit comme un coupe-faim, mais ce n'est pas vrai pour tout le monde et ce n'est pas logique. Je crois que c'est sur l'aspect psychologique de la personnalité qu'il agit le plus. Beaucoup d'entre nous mangent pour supporter le stress. Enfant, nous avons appris que si on se faisait mal en tombant, maman nous donnerait un bonbon ou un biscuit pour nous consoler. Le réflexe s'est enraciné, de sorte que nombre d'entre nous associent la nourriture au réconfort moral. Souvent l'entraînement permet de contrôler un urgent besoin de manger parce qu'il réduit le niveau de stress. De cette façon, il diminue ce besoin, artificiellement créé, de manger pour se consoler ou pour dissiper la tension.

Faire de l'exercice stabilise aussi votre taux de glycémie et lui évite d'osciller, ce qui pourrait vous donner envie de manger. Il existe ce que j'appelle un effet par ricochet de l'entraînement sur le besoin de manger. Vous décidez d'aller vous entraîner; vous le faites et vous vous sentez bien. Au fond de votre tête, vous vous dites : « Je viens tout juste de faire de l'exercice, je vais donc manger intelligemment. » Vous transposez la discipline acquise par l'entraînement aux autres aspects de votre vie, ce qui vous aide à prendre des décisions conformes à un mode de vie sain.

L'exercice combiné avec une nutrition appropriée facilite l'autorégulation de votre organisme qui développe finalement ses propres mécanismes pour demeurer en santé. L'exercice et la bonne alimentation permettent à votre corps d'accomplir les tâches qui lui sont dévolues. Une machine qui fonctionne d'une manière précise exige un entretien continu. Quand vous voyez un cheval qui galope dans une prairie, vous comprenez bien qu'il aime courir. C'est une évidence. Vous n'avez pas à en faire la preuve; vous le voyez à la manière dont il bande et étire ses muscles bien découpés et à la vitesse et à l'élégance de ses mouvements. C'est la même chose dans le cas des êtres humains. Lorsque vous vous entraînez et que c'est agréable, de même lorsque vous mangez sainement et que cela vous procure du plaisir, vous savez que c'est une bonne chose pour vous.

Faites confiance à votre corps pour vous dire ce qui lui convient. Vous n'avez qu'à l'écouter. Nous sommes très habiles pour détecter les messages négatifs qu'il nous envoie, mais beaucoup moins attentifs aux autres. Par exemple, si vous vous cognez la jambe sur une table et que vous avez une ecchymose, vous penserez : « Ayoye! Ça fait mal. C'est pénible! » Réfléchissez à l'inverse. Vous vous entraînez et vous mangez bien, votre corps vous envoie des signaux : « Mon sang circule librement. Ma peau est plus belle. Ma vision est plus claire. J'ai davantage d'énergie. Je me tiens plus facilement droit.

Je suis moins irritable. Je suis moins stressé. » Ces messages vous informent que vous avez fait les bonnes choses.

Si vous êtes attentif à votre corps, vous saurez éventuellement d'instinct la quantité de nourriture et d'exercices dont il a besoin. Dans notre culture, nous devons redécouvrir ces instincts, car nous avons perdu contact avec notre sagesse intuitive en ce qui a trait à notre santé. C'est la raison pour laquelle j'estime que les spécialistes du conditionnement physique et de la nutrition, compétents, qui comprennent la nécessité de l'équilibre et le danger des extrêmes, sont très utiles. Cela dit, vous pouvez ultimement devenir votre propre expert. Offrez à votre corps ce dont il a besoin du point de vue des activités physiques et d'une alimentation équilibrée et il vous récompensera avec son poids santé facile à maintenir et vous vous réveillerez, chaque matin, heureux de ce que vous êtes.

Quelques personnes qui ont découvert comment le poids santé permet de profiter de la vie

CASSANDRA DAIGNEAULT

TOUTE MA VIE, j'ai lutté contre l'obésité. Même enfant, je me souviens d'avoir été embarrassée par mon poids. Plus vieille, le problème s'est aggravé. J'ai essayé, sans succès, tous les régimes à la mode et je m'étais résignée à rester grosse pour le reste de mes jours. En 1997, je pesais plus de 130 kilos. En tant qu'infirmière, je connaissais les conséquences de mon excédent de poids et je craignais pour ma santé. Les activités courantes étaient devenues un combat quotidien. Je souffrais d'angine au moindre effort et j'avais constamment des douleurs aux jambes et aux hanches. J'étais sans cesse préoccupée par des choses qui, pour les autres, allaient de soi. Est-ce que je trouverais des vêtements qui m'iraient? Est-ce que je réussirais à m'asseoir au théâtre? Les gens riraient-ils de moi? J'avais le sentiment d'avoir perdu tout contrôle sur ma vie. Finalement, en juin 1997, un grave problème de santé m'a fait prendre conscience de l'urgence de contrôler mon poids. Le lendemain, je m'inscrivais dans un centre de mise en forme; depuis, ma vie a complètement changé.

Les entraîneurs m'ont tout de suite mise à l'aise et m'ont fait prendre conscience que je n'étais pas seule dans cette lutte contre les bourrelets. Toutes les six semaines, je rencontrais mon entraîneur personnel qui m'aidait à établir un programme d'exercices adapté à mes besoins. Au fil des semaines, j'ai commencé à observer les résultats. Les kilos fondaient, et lentement, mais de façon constante, mon niveau d'énergie et de résistance augmentait. À mesure que les mois passaient, je voyais mon corps se transformer littéralement. Une masse musculaire remplaçait la masse adipeuse et ma silhouette commençait à changer. J'étais folle de joie chaque fois que j'arrivais à porter une taille au-dessous de la taille précédente. Les ajustements réguliers de mon programme m'ont gardée dans la bonne voie et m'ont incitée à faire un peu plus d'effort pour reculer mes limites. Chaque fois que je manquais d'enthousiasme ou que je me sentais au bord de la défaite, il y avait toujours quelqu'un à qui recourir et qui me ramenait à l'ordre. Après un an, il ne me restait plus que 4,5 kilos à perdre pour atteindre le poids visé, soit 72 kilos. J'ai finalement atteint mon but le 27 juillet 1998!

Je continue de me fixer d'autres objectifs, et l'entraînement fait désormais partie intégrante de ma vie. J'ai maintenant l'impression de contrôler mon poids plutôt que de dépendre de lui. Je suis en meilleure santé et plus heureuse que je ne l'ai jamais été, je n'ai plus honte de mon corps et il ne me gêne plus. J'ai une vie beaucoup plus active depuis que j'ai perdu du poids. J'ai regagné l'estime de moi-même et une confiance qui m'ont aidée à créer de nouvelles relations saines. Je suis reconnaissante envers mon centre de mise en forme de m'avoir donné ce bien-être émotionnel qui m'a menée vers celui qui deviendra bientôt mon mari. En dépit de rechutes occasionnelles, je sais que je ne reprendrai jamais les habitudes de vie malsaines qui étaient les miennes avant.

DAVID TOZER

EN M'INSCRIVANT à un programme de conditionnement physique, j'ai atteint des buts qui m'avaient été inaccessibles des années durant. J'avais, au cours des années, accumulé des kilos en trop et ma tension artérielle était un peu élevée. J'avais essayé différentes méthodes pour perdre du poids, mais aucune n'avait été vraiment efficace. J'ai perdu du poids, j'ai renforcé ma musculature et j'ai abaissé ma tension artérielle.

J'avais vu une publicité qui annonçait une promotion pour le programme perte de poids de six semaines et j'ai décidé de l'essayer. J'ai perdu la quantité de poids promise par la publicité. À mesure que la graisse disparaissait, mes vêtements s'agrandissaient de façon notoire. J'ai retrouvé le tour de taille que j'avais vingt ans auparavant.

J'ai été capable d'intégrer mon programme à mon mode de vie. Étant donné que l'entraînement ne durait qu'une demi-heure, je pouvais le faire durant mon heure de lunch. Mon programme me posait des défis, mais pas au-delà de mes capacités. J'ai de plus trouvé le régime alimentaire par excellence. Les aliments qui m'étaient prescrits différaient peu de ceux que je mangeais habituellement. Comme les repas étaient divisés en petites portions que je prenais tout au long de la journée, je n'étais jamais affamé et j'ai été capable de persévérer. J'ai trouvé les recettes savoureuses et je continue d'en cuisiner quelques-unes pour mes repas réguliers.

J'ai voulu perdre un peu de poids supplémentaire après que le programme a été terminé. J'ai alors embauché un entraîneur personnel et j'ai continué le même programme d'entraînement tout en suivant le régime. Après dix semaines, mes vêtements étaient devenus très amples. J'avais alors atteint le poids souhaité. J'avais perdu environ 14 kilos de graisse et j'avais gagné 3 kilos de muscle. J'ai dû faire reprendre mes vêtements. Même si je n'avais pas un gros excédent de poids, ma tension artérielle était plus élevée (souvent 135/85) qu'à la fin de ma vingtaine (117/75). Après avoir perdu du poids, ma tension est revenue à ce qu'elle était à cette époque de ma jeunesse.

Je continue de m'entraîner régulièrement et ma force augmente constamment. L'entraînement aux poids et haltères ne prend pas de temps, étant donné que l'on ne répète pas les exercices. C'est vraiment efficace pour développer l'endurance. En faisant des exercices de stimulation cardiovasculaire en alternance avec le programme d'entraînement, pour ensuite enchaîner rapidement avec les poids et haltères, mon système cardiovasculaire a retrouvé sa forme et ma fréquence cardiaque a baissé.

JANELLE ZETTEL

APRÈS DE NOMBREUSES années passées dans des centaines de classes d'entraînement, j'étais contrariée de n'avoir jamais réussi à perdre le surplus de poids que j'avais gagné avec le temps. Je me considérais très motivée, et lorsque j'ai rencontré mon entraîneur personnel, je l'ai prévenu que je représentais un défi particulier. Mon excédent de poids persistant devait certainement s'expliquer par une raison indépendante de ma volonté.

Bien des fois, j'avais lu dans le gymnase des panneaux publicitaires qui vantaient l'efficacité du programme perte de poids de six semaines. Je l'avais écarté comme étant une dépense inutile, mais chaque fois que je le revoyais, il piquait ma curiosité.

Le mariage de mon fils, en juin, m'avait incitée à agir. Je voulais paraître de mon mieux et qu'il soit fier de moi. Mais je voulais surtout être moi-même fière de moi. Six semaines avant le grand jour, j'ai donc commencé le programme. C'était éreintant. Trois fois par semaine, j'avais rendez-vous avec mon entraîneur qui me faisait faire des exercices intensifs d'endurance. En même temps, je suivais un programme alimentaire simple et sain qui me sert encore de guide. Imaginez mon plaisir lorsque je me suis engagée dans l'allée centrale dans une superbe robe, deux tailles au-dessous de celle que je portais six semaines auparavant.

Ce n'était cependant que le début de ma transformation. J'étais fière de ce que j'avais accompli, mais ce n'était qu'un catalyseur de plus grands progrès dans ma lutte contre le surplus de poids. Durant tout l'été et l'automne, mon entraîneur et moi avons travaillé pour atteindre un poids santé. Semaine après semaine, je devenais plus forte, en meilleure forme, plus mince et j'avais plus d'assurance. Même ma posture s'est améliorée.

Ma penderie était vide. Tous mes vêtements étaient devenus trop grands et j'en avais donné la moitié. Je n'avais gardé que ceux que je portais dix ans auparavant, et ils m'allaient à nouveau. Maintenant, lorsque je me regarde dans le miroir, je revois la femme que j'étais. Mon mari n'a pas trouvé à redire lorsque je suis partie pour une excursion obligée de magasinage.

Je continue de m'entraîner trois ou quatre jours par semaine et les poids et haltères sont une partie importante de mon programme avec l'aérobique, et même quelquefois, à l'occasion, j'ajoute des séances de mise en forme. Bien sûr, il y aura toujours de nouveaux objectifs et de nouveaux défis. Je suis loin d'avoir terminé. C'est ça la croissance personnelle.

DALE MARTIN

AU COURS DU mois de mars 1999, je rentrais de Floride après trois semaines de vacances. J'ai eu un choc en voyant le pèse-personne marquer plus de 113 kilos. C'était définitivement trop lourd pour une stature de 1,78 mètre. Un jour ou deux plus tard, j'assistais à une réunion de la compagnie. Un associé que je n'avais pas vu depuis longtemps m'a demandé si j'avais atteint 135 kilos. Ce fut le coup fatal. Son commentaire fut le catalyseur dont j'avais besoin pour brusquer la décision que je remettais depuis des années. Le lendemain, j'ai commencé un sérieux régime et un mois plus tard, je m'inscrivais dans un centre de mise en forme.

J'ai appris deux choses à mon sujet : d'abord, quand il s'agit de l'exercice, je remets tout au lendemain; deuxièmement, lorsque je m'engage, je vais jusqu'au bout. Sachant cela je me suis engagé à suivre vingt séances d'entraînement personnalisé. Je les ai complétées, et bien d'autres encore. La décision de travailler avec un entraîneur personnel a été un tournant décisif dans ma vie, pour ma santé et pour mon attitude. Je pesais plus de 105 kilos lorsque je me suis inscrit au club. En novembre 1999, mon poids était descendu à 96 kilos et j'avais perdu 34 centimètres de tour de taille. Ma tension artérielle, qui auparavant était à la limite de la normale, était alors presque parfaite.

Comme effet secondaire de mon entraînement, j'ai décuplé mon énergie, mon niveau de stress a considérablement baissé, ma pensée est plus alerte et mon estime de moi-même est toujours à la hausse. Ceci me cause toutefois un problème : j'ai 59 ans et je ne trouve plus personne de mon âge assez jeune pour venir jouer dehors avec moi!

DAVID CRANE

LORSQUE JE me suis inscrit à un centre de mise en forme, je n'avais aucune idée de mon poids, sauf qu'il dépassait 159 kilos, la limite du pèse-personne. Je devais peser environ 180 kilos. J'avais 1,25 mètre de tour de taille. Après un an de travail acharné, je pèse 140 kilos et j'ai environ un mètre de tour de taille.

Selon moi, j'ai perdu 45 kilos de graisse et j'ai gagné entre 11 et 13 kilos de muscles, et j'ai perdu 26 centimètres de tour de taille. C'est ainsi que j'ai tenu ma résolution du Jour de l'An.

MARY PRICE

TOUTE MA VIE, la perspective de m'entraîner m'a toujours fait courir dans la direction opposée. Pendant 48 ans, j'ai été téléphage. J'étais celle qui disait : « Tu y vas? Je vais rester ici et je vais te préparer un bon petit repas. » Le résultat, c'est que les kilos se sont accumulés et que ma tension artérielle a augmenté considérablement, comme mon taux de cholestérol. La seule chose qui dégringolait, c'était mon estime de moi. À mesure que je vieillissais, je savais que je devais réagir, mais j'avais convaincu mon inconscient que c'était impossible pour moi de changer. Je détestais l'exercice, point final.

Puis, j'ai obtenu un emploi de femme de ménage dans un club de conditionnement physique. En observant attentivement, j'ai vu des gens comme moi, jeunes et vieux, qui tentaient de faire de leur mieux selon leurs capacités. Quand j'ai découvert le programme perte de poids, j'ai décidé de le suivre. Au début, j'avais peur, mais après chaque séance, je me sentais mieux, et non seulement à cause de mon apparence, mais aussi parce que je me suis réconciliée avec la personne que je suis.

Maintenant, mon poids a diminué, mais mieux encore, je me sens en santé. Mon médecin n'arrive pas à croire comment ma tension artérielle a baissé. J'ai une énergie que jamais je n'aurais soupçonné avoir et lorsque je me regarde dans le miroir, je n'éprouve plus ce sentiment d'horreur. J'ai terminé le programme, mais il est certain que je continuerai. Parmi les bonnes choses que j'ai gagnées, la meilleure, c'est que maintenant, j'aime m'entraîner. J'adore même la sensation d'épuisement. J'adore sentir mon corps. Je n'ai plus l'impression que je ne peux pas faire d'exercice physique. Désormais, lorsque je remplis un questionnaire chez le médecin, je coche la case « active ».

CHAPITRE CINQ

UN BON RÉTABLISSEMENT

LA VIE NOUS réserve parfois des coups durs. Les livres sur le conditionnement physique s'adressent souvent aux personnes normalement en santé et ne tiennent pas compte du fait qu'il existera des périodes dans notre vie où nous ne serons peut-être pas en parfaite santé, que quelques-uns d'entre nous souffriront de maladies chroniques ou affronteront des situations traumatisantes. Le conditionnement physique peut-il jouer un rôle dans la guérison de la maladie ou dans la réadaptation après un accident? Est-il efficace pour améliorer la qualité de vie des gens atteints de maladies chroniques? Ma réponse est un *Oui* retentissant. Je le sais de par ma propre expérience et par celle des membres de GoodLife qui se sont entraînés pour se rétablir ou pour améliorer leur état de santé.

Mon accident de motocyclette

DANS LE PREMIER chapitre, je vous ai parlé brièvement du grave accident de motocyclette dont j'ai été victime à l'âge de 19 ans. Cet accident a transformé ma vie, car c'est ce qui m'a mené vers une carrière par laquelle j'aide les gens à se maintenir en forme. Je roulais trop vite, comme à peu près tous ceux qui roulent à moto. Un automobiliste a mis son clignotant à gauche et a tourné à droite… Vlan! J'ai voulu éviter de passer au travers du pare-brise de l'auto et je me suis retenu de toutes mes forces au guidon de ma moto. J'ai alors été catapulté sur la voiture; mes talons ont heurté le toit et j'ai atterri sur la pelouse avec ma moto par-dessus moi. Dans une décharge d'adrénaline digne de Superman, je me suis libéré brusquement de l'engin qui a été propulsé à plus d'un mètre de distance. Après, je suis resté paralysé; je ne pouvais plus bouger la tête, ni les doigts, ni les jambes, rien. Tout a ralenti dans mon cerveau et la douleur m'a envahi.

À l'arrivée de l'ambulance, les techniciens d'urgence m'ont demandé si j'étais capable de bouger. Je me souviens d'avoir pensé : c'est sérieux. À mesure que je retrouvais mes sensations et que j'ai commencé à remuer le cou et les bras, la douleur est devenue intense. Tout mon corps était terrassé. Ils m'ont installé sur une planche dorsale et m'ont amené à l'hôpital. Il a fallu l'intervention de quatre médecins pour redresser mes épaules. J'avais beaucoup de cartilages, de ligaments et de tendons déchirés, et mon épaule droite tombait dix centimètres plus bas que mon épaule gauche. Je faisais mon entrée dans l'univers des grands blessés.

Non pas que je ne me sois jamais blessé auparavant; au cours de mes vingt courtes années de vie, j'avais réussi à me briser les pieds, les bras, les jambes, les doigts, un poignet, la mâchoire, les côtes et le nez. Ces accidents résultaient de diverses blessures d'athlétisme, des blessures bêtes, celles qui arrivent souvent quand vous êtes là où vous ne devriez pas être, et lorsque vous êtes imprudent. Mais l'accident de moto était vraiment grave, car je souffrais de multiples traumatismes. J'ai passé une longue convalescence au lit. J'ai ensuite été envoyé à la clinique de rééducation de l'université Western Ontario. La plupart des patients y étaient traités pour des blessures d'athlétisme. Alors que j'apprenais à utiliser de la glace et que je pratiquais toutes sortes d'exercices et d'étirements pour m'aider à guérir, je passais beaucoup de temps à causer avec les autres patients et avec leurs thérapeutes.

Je me suis vivement intéressé aux processus de guérison. Comment récupérer après un traumatisme? Qu'est-ce qui vous stimule pour guérir et recouvrer vos forces? Le processus de guérison diffère pour chaque articulation du corps, mais de manière générale, les soins de base sont les mêmes : repos, soins, étirements, en plus du fardeau des exercices pour guérir le plus rapidement possible. Vous devez constamment vous

> *Le meilleur temps pour vos exercices d'étirement,*
> *c'est après l'entraînement ou après une douche*
> *chaude qui ramène le sang à la surface de vos*
> *muscles. Des étirements réguliers préviennent les*
> *blessures et rendent votre corps plus souple.*

appliquer. Le plus tôt vous réussissez à faire un mouvement, le mieux c'est pour votre rétablissement.

Je me suis demandé comment il se faisait qu'une personne guérissait plus vite qu'une autre. Certains étirements seraient-ils plus efficaces que d'autres? Quelle part de la guérison provient de votre état d'esprit et de vos pensées? Quelle part dépend du corps lui-même? J'ai découvert que l'attitude était une composante essentielle de la guérison. Lorsque vous avez toujours tenu votre santé et votre force physique pour acquises, le réveil est brutal, le jour ou vous êtes sérieusement blessé. Rétrospectivement, je dois admettre que je suis en meilleure forme depuis ma réadaptation. J'ai dû tout repenser. Cela m'a obligé à apprendre la fonction de chaque catégorie de muscles. Cela m'a aussi permis de voir comment certains de ceux qui ont perdu quelque chose travaillent fort, alors que les autres abandonnent et deviennent apathiques.

La vie que j'ai aujourd'hui, je la dois à mon accident de moto. À l'époque, comme je l'ai déjà mentionné, je m'apprêtais à entrer à l'École de commerce de l'université. Je serais peut-être même devenu banquier. Mais mon accident a été un catalyseur qui m'a suggéré l'idée de gagner ma vie en aidant le corps à fonctionner le mieux possible. Mon objectif, qui était de recouvrer ma force physique et d'en sortir mentalement plus fort, m'a finalement conduit à une carrière.

En observant les centres de conditionnement physique de cette époque, je constatais que ce qu'ils avaient en commun, c'était la vente. Ils vendaient des abonnements et utilisaient toutes sortes de moyens incitatifs pour que les gens les achètent. Aucun d'entre eux ne connaissait véritablement la mise en forme. Et les spécialistes de la mise en forme, les kinésiologues et les physiologues de l'exercice physique étaient à l'université et ne savaient pas vendre le principe de la mise en forme. Lorsque je dis vendre, j'entends par là qu'ils ne savaient pas encourager les gens, les motiver, les pousser à participer, les convaincre qu'ils étaient formidables et qu'ils pouvaient y arriver. Je suis devenu entièrement captivé par la question de savoir comment amener les gens à utiliser au mieux leur corps : comment leur apprendre à mieux jouer au squash, à se tenir plus droit, à devenir plus solides, plus rapides, à entraîner leur cœur et leurs poumons et à développer un maximum de souplesse.

Plus tard, au cours de l'automne qui a suivi, j'ai commencé à faire de l'aviron. Ramer est un geste rythmique et continu. Il fait corps avec vous et vous vous sentez merveilleusement bien, mais c'est dur. Pour le faire, vous devez être en grande forme. Cela exige une grande force musculaire et mentale. L'aviron nécessite aussi une grande flexibilité, une endurance musculaire phénoménale avec un cœur et des poumons solides. À cause de tout cela, vous devez savoir sur quelles parties de votre corps concentrer votre entraînement la première partie de l'année, pour ensuite vous occuper de la seconde partie le reste du temps. Il vous faut apprendre à vous entraîner par cycles. Vous apprenez à ramer plus vite comme individu et comme membre d'une équipe, en évitant les blessures. Un athlète fonctionne toujours sur cette étroite frontière entre l'épuisement et l'exaltation. Bien des gens passent leur vie ainsi. Ils sont presque épuisés et en même temps presque au sommet de leur puissance. Pour une mise en forme générale, vous n'avez pas besoin d'atteindre ces limites.

C'est l'accident de motocyclette et mes expériences subséquentes comme athlète de compétition qui m'ont conduit vers l'entreprise où je suis présentement. La récupération après mon accident et mon statut d'athlète de haut niveau, cinq fois champion canadien à l'aviron, m'ont donné une crédibilité et m'ont aidé à comprendre quelque chose de crucial : ce que l'on éprouve quand on est à la fois au bord de l'épuisement et à son niveau le meilleur. À partir de là, j'ai compris que l'entraînement pouvait aussi être utile pour récupérer après des blessures et des accidents.

Une blessure peut être une circonstance opportune

SOUVENT, LORSQUE les gens ont un accident d'automobile ou un autre accident grave, cela les force à ralentir leur rythme et à se concentrer sur leur corps. Tout à coup, ils deviennent alors complice de ce corps qu'ils avaient ignoré ou tenu pour acquis durant toute leur vie. Certains lui en veulent de ne pas avoir résisté à un impact de deux tonnes d'acier. D'autres s'imaginent que la blessure guérira d'elle-même. Ce n'est pas de cette façon que les choses se passent. S'il s'agit d'un accident majeur, vous avez besoin d'une bonne rééducation. À mesure qu'ils suivent ce processus de réadaptation, bien des gens se disent : « Eh! C'est absolument miraculeux! Mon corps guérit et fonctionne à nouveau, je vais donc faire tout en mon pouvoir pour retrouver une vie normale, ou pour obtenir, à tout le moins, la meilleure qualité de vie possible. »

Bien des gens qui y consacrent toute leur énergie sont étonnés de voir comment leur corps guérit rapidement et ils sont surpris de constater avec quelle rapidité ils se sont mentalement conditionnés au processus de rééducation. Ils découvrent, souvent pour la première fois, le plaisir de faire quelque chose de purement physique. Pour certains, cette expérience des exercices de rééducation les habituera à s'entraîner pour le reste de leur vie. J'ai connu beaucoup d'individus dont la qualité de vie s'est améliorée après un accident. Envisagez une blessure comme une possibilité d'en apprendre davantage sur vous-même. C'est une occasion de réfléchir à d'autres solutions, d'essayer autre chose et d'entrevoir la vie différemment.

Tous ceux qui pratiquent des activités physiques courent le risque de se blesser. Comme notre espérance de vie est désormais plus longue, la plupart d'entre nous s'infligeront une blessure quelconque, à un moment donné ou à un autre. Si vous vous entraînez intensément, ou même si vous êtes simplement actif, vous risquez de vous blesser. Mais si vous êtes inactif, vous risquez aussi de vous blesser parce que vous êtes plus faible et, par conséquent, prédisposé aux accidents. Les problèmes de dos, par exemple, sont épidémiques dans notre société. Entre 80 et 90 % de ces blessures au dos sont causées par des muscles affaiblis. Les accidents se produisent lorsque les muscles perdent de leur tonus. En travaillant sur votre dos, en stimulant votre cœur et en renforçant vos épaules et vos genoux, vous prévenez bien des accidents idiots, dus à la fragilité de vos muscles.

Je pense que les médecins sous-estiment toujours la capacité de réadaptation d'un patient. Ils hésitent à vous dire quoi faire, car si vous n'y parvenez pas, vous pourriez les poursuivre. Ils sont incapables de prédire si vous aurez la capacité d'entreprendre des exercices de rééducation. Les médecins s'occupent des maladies, un état dans lequel le corps souffre. Lorsqu'ils traitent une blessure ou un dérèglement, ils font leur diagnostic à la lumière des percées de la science dans le domaine et à partir des résultats obtenus dans le passé. Mais ils sont incapables de prédire le temps de rétablissement pour un cas précis. Ils ont donc tendance à être circonspects dans leurs pronostics, car ils ne veulent pas créer de faux espoirs.

À la suite d'un accident, beaucoup de gens pensent qu'ils méritent de recouvrer la santé ou de se rétablir parfaitement, surtout s'ils n'en étaient pas responsables. Par exemple, si la voiture qui vous a frappé a grillé un feu rouge ou si l'accident survenu au travail a été causé par des dispositifs de sécurité inadéquats, vous éprouverez de la colère et du ressentiment et vous imaginerez qu'une parfaite guérison vous est due. Le concept de « j'ai droit à » vous prive de votre liberté, car vous laissez votre sort entre les mains de quelqu'un d'autre. Vous croyez ne pouvoir être heureux à moins d'obtenir un montant de x dollars d'indemnisation ou une quantité x de soins. Ce qu'il vous faut comprendre, c'est que le bonheur est un choix personnel d'exercer un contrôle sur sa vie et que votre potentiel de guérison repose entre vos mains.

Je reçois de nombreuses questions à propos des blessures dans les centres de conditionnement physique.

Dans l'ensemble, très peu d'accidents surviennent dans ces lieux. Il est toutefois possible de se blesser en s'entraînant trop, ce qui arrive surtout aux athlètes. Vous pouvez vous blesser en exécutant mal un mouvement. La majorité des centres possèdent un équipement standardisé, facile à utiliser, et un personnel qualifié pour vous montrer comment vous en servir. L'équipement, s'il est de bonne qualité, vous permet de pratiquer correctement les exercices. Lorsqu'une personne se blesse dans un centre de conditionnement, c'est qu'elle ne prête pas attention au fonctionnement de l'équipement ni à ce qu'on lui a dit sur la manière exacte de l'utiliser. Dans une voiture, vous n'enfoncez pas l'accélérateur avant d'avoir appris à conduire. Il y a des gens qui s'imaginent tout connaître des exercices et des équipements. De nos jours, avec la technologie, l'exercice est un savoir-faire qui s'apprend. Vous n'en avez pas été doté à la naissance. En suivant précisément les consignes d'utilisation et en étant bien conseillé, vous vous blesserez rarement dans un centre de conditionnement physique.

L'entraînement et les affections chroniques

DISONS QUE VOUS avez une épaule qui fait toujours mal. Vous avez deux choses à faire. La première, c'est d'entraîner tout votre corps, pour réduire la tension sur cette épaule en particulier. Deuxièmement, c'est d'exercer cette épaule pour que chaque mouvement soit plus facile à exécuter lorsque vous la sollicitez. Votre corps flanche toujours aux endroits les plus faibles. Votre tâche, c'est de renforcer ces points le mieux possible.

Pour beaucoup d'entre nous, ces faiblesses se manifestent sous forme de maladies chroniques : arthrite, diabète, syndrome de fatigue chronique, maladie de cœur ou asthme. Une maladie chronique diffère d'une blessure. Une blessure laisse un espoir de guérir, ce qui peut vous motiver à faire des exercices de rééducation. Dans le cas d'une maladie chronique, il n'y a pas de guérison. Il n'y a pas non plus de solution miracle. Il n'y a que le problème, mais vous pouvez décider que c'est un problème intéressant. La première réaction lorsqu'on vous diagnostique une maladie chronique, c'est habituellement le déni. La seconde phase, c'est l'apitoiement sur soi : « Pourquoi moi? » Enfin, la troisième phase, c'est de l'assumer.

À 32 ans, lorsqu'on m'a diagnostiqué une polyarthrite rhumatoïde, j'avais le corps envahi par la douleur. J'étais incapable d'utiliser mes pieds ou mes mains. Je pouvais à peine bouger. Et la maladie est apparue du jour au lendemain. La veille, j'avais gagné un championnat à l'aviron. En l'espace d'une nuit, je suis passé du statut d'athlète de haut niveau à celui d'invalide. Au début, j'ai cru qu'il s'agissait d'une arthrite par usure (arthrose). J'ai cru me l'être infligée moi-même, en repoussant sans cesse les limites de mon entraînement. Il ne m'est jamais venu à l'esprit que c'était peut-être de l'arthrite rhumatoïde, même s'il en existait plusieurs cas dans ma famille. Les médecins ne le savaient pas non plus. Personne n'a soupçonné que moi, le type en forme par excellence, j'étais possiblement atteint de cette maladie.

Après que le diagnostic eut été confirmé, les médecins m'ont interdit de faire de l'exercice. Je leur ai obéi pendant quelques semaines, mais je constatais que je m'affaiblissais. Puis, têtu comme d'habitude, j'ai décidé d'en faire, comme je l'avais toujours prôné. J'ai commencé avec le vélo d'exercice, mais j'avais besoin de quelqu'un pour m'aider à faire tourner les roues. Après six semaines, j'étais capable de le faire seul. Ensuite, j'ai eu besoin d'aide pour soulever les poids, et lors des exercices de musculation, tout mon corps faisait mal. Mais j'ai peu à peu senti une amélioration.

Dans n'importe quel cas de maladie chronique, vous devez prendre les moyens pour développer votre force physique autant que faire se peut. C'est quelque chose que j'ai appris en étudiant la physiologie de l'entraînement. Si vous pouvez supporter la douleur causée par l'exercice, vous vous sentirez mieux par la suite. Au début, j'avais, tous les trois mois, des crises d'arthrite qui duraient de quatre à six semaines. Par la suite, elles se sont manifestées tous les quatre mois, après, tous les six mois et maintenant, elles n'apparaissent plus que tous les deux ans environ. Non seulement les attaques diminuent, mais si je continue de m'entraîner pour être plus robuste, cela m'aide lorsque j'ai une crise. L'endorphine, la même substance qui procure le bien-être lors de l'entraînement, vous aidera aussi si vous souffrez d'une maladie chronique et que vous continuez de vous entraîner.

À 36 ans, j'ai décidé de faire du ski alpin. À cause de l'arthrite, il m'était impossible de me servir de mes épaules pour me relever lorsque je tombais dans la neige. Je ne pouvais pas non plus tenir mes bâtons en position ou m'appuyer dessus. Pour me relever, je repliais mes jambes sous moi et je me roulais pour m'étendre sur le dos. Je croisais alors mes bras sur ma poitrine et j'utilisais les muscles de mes cuisses pour me remettre debout. Il était hors de question que l'arthrite m'empêche de skier. Il existe des individus qui skient avec une seule jambe, d'autres privés de leurs deux jambes ou même aveugles. Ça c'est courageux!

Plus vous vieillissez, plus vous êtes sujet aux maladies chroniques. Il nous faut apprendre à vivre avec ces inconvénients. Je considère que mon arthrite a contribué au succès de mon entreprise. Elle m'a rendu plus heureux et plus attentif aux autres. Elle m'a appris à ne pas tenir les choses pour acquises. Lorsque vous n'arrivez plus à ouvrir la portière de votre voiture et que vous devez compter sur quelqu'un pour faire les choses à votre place, vous comprenez certaines difficultés qu'éprouvent d'autres personnes. Si vous souffrez d'une maladie chronique et que vous réussissez à la contrôler de manière à améliorer votre qualité de vie, votre appréciation de la vie s'intensifie. Même si, aujourd'hui, j'ai suffisamment de force pour sortir et respirer le parfum des fleurs ou regarder les étoiles, lorsque je me réveille le matin, je ne sais jamais si ce sera possible de le faire ce jour-là. L'arthrite m'a rendu très empathique. Si quelqu'un entre dans un centre GoodLife en disant « Je n'ai jamais été capable de m'entraîner » ou encore « J'ai toujours fait rire de moi à l'école secondaire » ou bien « Je suis trop vieux et mal en point et je ne me sens pas bien », je sais ce que cette personne ressent.

Nombre de maladies chroniques, tels le syndrome de la fatigue chronique et le diabète, sont insidieuses, car elles ne présentent pas de symptômes apparents. Cependant, si vous réagissez contre elles, elles peuvent paradoxalement améliorer la qualité de votre vie. Leur apparition vous secouant pour prendre soin de vous,

vous serez plus attentif, plus vigilant, et vous ferez quelque chose pour retrouver l'espoir. Dans l'industrie du conditionnement physique, nous travaillons de plus en plus avec des gens souffrant de maladies chroniques. Les *baby-boomers* forment une large part de notre clientèle; à mesure qu'ils vieillissent, ils sont confrontés au fait d'être mortels et aux malaises physiques qui accompagnent l'âge. De plus en plus, les centres de conditionnement physique mettent sur pied des programmes pour personnes âgées qui ont pour but d'améliorer la qualité de vie et d'assurer un bon entraînement à chaque personne individuellement, peu importe son état de santé.

> *Dans la vie de tous les jours, le plus important est de prêter attention à ce qui se passe lorsque vous soulevez quelque chose qui vous demande un effort : des sacs d'épicerie, des matériaux de construction, de la lessive, par exemple. Souvenez-vous que vous devez garder les yeux et le menton levés, pour maintenir votre colonne droite. Pliez vos genoux. Soyez toujours conscient de votre centre de gravité, qui se situe entre cinq et huit centimètres au-dessous du nombril. Maintenir votre colonne droite et plier vos genoux vous aligne sur votre centre de gravité et diminue la tension sur votre dos.*

Avoir bon espoir, c'est considérer ce qui vous arrive et le tourner à votre avantage. C'est décider d'en tirer le meilleur parti possible. Vous pouvez, tout aussi facilement, aggraver la situation. Il y a des gens qui ont réussi des choses extraordinaires en dépit des circonstances les plus contraires. Si vous vous contentez d'essayer d'améliorer votre santé et votre état général, félicitez-vous et soyez fier de vous, car beaucoup d'individus n'essaient même pas.

Si vous êtes atteint d'une maladie chronique, la mise en forme ne vous guérira pas, mais elle améliorera votre qualité de vie, elle minimisera les répercussions de votre maladie et maximisera vos possibilités de santé et de bien-être. La majorité des gens ne savent même pas que je souffre d'arthrite rhumatoïde. J'ai plus d'endurance que la plupart des hommes de mon âge (45 ans) et je veux toujours maintenir cette avance.

L'entraînement a aidé ces personnes à relever des défis importants

DONALDA GARLAND

JE VEUX VOUS raconter comment le conditionnement physique a transformé ma vie pour le mieux. L'histoire que j'ai à vous raconter commence de façon tragique pour se terminer sur une note triomphante. J'avais survécu à une attaque criminelle, mais malgré une chirurgie reconstructive, j'étais restée invalide avec une douleur paralysante. La tragédie ne m'a pas seulement brisée physiquement, mais la personne que j'étais intérieurement avait disparu. J'étais toujours en forme et communicative, mais après cet abus, je me suis cachée, honteuse. Je me suis tournée vers la nourriture pour me réconforter et je me sentais davantage en sécurité au fur et à mesure que mon corps accumulait les kilos.

À mesure que le temps passait, je perdais espoir de retrouver le corps sain que j'avais autrefois. Grâce à l'amour de ma famille et de mes amis, en plus du support des médecins et des thérapeutes, j'ai recouvré le sens de ma propre valeur et de mon intégrité. Les mutilations sont toutefois permanentes et les médecins ne peuvent rien faire de plus, sauf me prescrire des médicaments pour soulager la douleur. C'est à regret que j'ai accepté le fait que je ne pourrais plus jamais aller à bicyclette ou faire de la randonnée pédestre avec mes deux fils et mon mari. La réalité de ce qui m'est désormais offert m'a souvent plongée dans le désespoir.

Le cours de ma vie a cependant changé. Un jour, comme cadeau d'anniversaire, mon mari m'a offert un abonnement à un centre de mise en forme. J'étais contente à l'idée de refaire de l'exercice, mais en même temps, je craignais de me blesser ou d'échouer lamentablement. Je n'arrivais pas à m'imaginer comment j'y arriverais seule.

Heureusement, je ne fus pas seule. Dès le premier jour où je suis arrivée au gym, j'ai reçu l'appui du personnel tout entier. Plusieurs des entraîneurs personnels se sont surpassés pour m'aider à obtenir un corps en santé. Je me sentais en sécurité au centre, sachant que les entraîneurs prenaient soin de moi avec une attention particulière. L'une d'entre eux s'arrêtait souvent, simplement pour me parler et m'encourager. Elle m'écoutait attentivement quand je lui faisais part de mon anxiété à propos de mes limites et de ma perception de moi-même. Un instructeur de groupe a pris du temps supplémentaire, en tête-à-tête, pour m'aider à modifier les mouvements que mon corps était incapable d'exécuter.

C'est fascinant de constater d'où je suis partie. J'ai perdu 5 kilos et 18 millimètres de matière adipeuse. J'ai augmenté ma force, et ma douleur est devenue supportable. Le plus important cependant, c'est d'avoir regagné ce que j'avais cru à jamais perdu : l'espoir de grandir.

Six jours par semaine, je me réveille avec un plan tout tracé. Chaque fois que je vacille, le personnel est là pour m'aider à récupérer mes forces et parcourir un mille supplémentaire. Je ne gagnerai probablement jamais un concours ou un prix d'excellence en exercices physiques, mais ce n'est pas grave. Je suis déjà une gagnante. Et j'ai reçu une nouvelle poussée d'energie pour continuer ma route vers une vie meilleure.

VICKI HUSBAND

JE SUIS UNE femme de 46 ans qui commençait à démissionner de la vie. Mon histoire commence en 1988, alors que l'on me diagnostiquait une maladie des os congénitale, le *coxa vara* (hanche bote), qui cause la détérioration des hanches. En 1988 et en 1989, j'ai subi une chirurgie réparatrice pour chacune des hanches et après des mois de rééducation, je suis retournée au travail en 1990.

Tout semblait bien aller jusqu'en novembre 1993 où l'on a dû me transporter d'urgence à l'hôpital, en ambulance; je souffrais d'une forte fièvre, j'éprouvais des douleurs intenses et j'avais du mal à respirer. Les nombreux tests n'ayant donné aucun résultat, on m'a transférée dans un plus gros hôpital, où une équipe de médecins a tenté de détecter la cause de ces douleurs extrêmes et de la fièvre. À plusieurs reprises, l'on a téléphoné à mon mari pour qu'il vienne à l'hôpital, pensant que je ne passerais pas une autre nuit. Finalement, un étudiant en troisième année de médecine a suggéré une biopsie de la moelle osseuse, qui a révélé une maladie rare, la sarcoïdose, qui s'attaque principalement aux organes du corps. L'un de mes poumons s'était déjà affaissé, mes reins commençaient à mal fonctionner et je continuais à avoir une forte fièvre. L'on m'a prescrit un nouveau médicament qui, combiné avec des stéroïdes, semblait être efficace. Je reprenais chaque jour des forces et je suis finalement rentrée à la maison, où j'ai continué à prendre une incroyable quantité de stéroïdes.

Je faisais souvent la navette entre la maison et l'hôpital et à l'une de ces occasions, l'on a ajouté une fibromyalgie à la liste de mes maladies. C'est un trouble musculaire qui cause des douleurs intenses et rend presque impossible l'exécution des tâches les plus banales. Au moment de ma première hospitalisation, je pesais 47 kilos, mais à cause des stéroïdes, j'en pesais désormais 75, et j'étais incapable de faire quoi que ce soit pour perdre du poids.

En 1997, j'ai eu un lupus et j'ai dû, une fois de plus, prendre des stéroïdes. Mon poids a grimpé à 93 kilos. Gênée, je me suis transformée en ermite et je ne voulais plus aller nulle part. En 1998, l'on a décelé à la petite fille de nos meilleurs amis une tumeur au cerveau inopérable. Hannah avait quatre ans. Cette tragédie m'a poussée à réagir. J'ai organisé une collecte de fonds pour aider à payer les médicaments d'Hannah, qui provenaient des États-Unis et dont les coûts n'étaient pas remboursés par le régime d'assurance-maladie de l'Ontario. Malheureusement, les médicaments n'ont pas suffi et Hannah est décédée; elle m'a cependant fourni l'inspiration dont j'avais besoin pour améliorer mon existence.

J'ai décidé d'adhérer à un centre de mise en forme. Le personnel a réellement pris soin de moi. C'était un travail difficile, mais ils l'ont rendu agréable et passionnant. Maintenant, lorsque je me réveille, j'ai hâte d'aller au centre. C'est comme si j'avais une nouvelle famille. Mon succès ne fait que commencer. J'ai perdu 15 kilos. Récemment, l'on a découvert que j'avais eu de petits accidents vasculaires cérébraux (AVC), mais personne ne m'éloignera du centre. Il me reste encore 13 kilos à perdre. Je crois sincèrement que m'être mise à l'entraînement m'a sauvé la vie.

VIRGINIA ANDREWS

MA TRAJECTOIRE VERS un meilleur bien-être physique a commencé en 1989. À cette époque, j'étais une chauffeuse d'autobus stressée et insatisfaite et je savais que je devais régler ces problèmes liés à mon travail. J'avais compris que les sandwichs au beurre d'arachide et les croustilles devaient être mis de côté étant donné que j'avais pris du poids et que je me sentais très inconfortable. J'avais besoin de refaire mon image. Mon médecin m'avait de plus informée que mon taux de cholestérol était très élevé et que je faisais de l'arthrite dans la colonne vertébrale.

Armée d'une nouvelle résolution, je me suis mise au régime, j'ai cessé de fumer et j'ai commencé à parcourir à pied le trajet aller-retour vers mon travail. Je me suis aussi inscrite à un centre de mise en forme et j'ai peu à peu perdu mon excès de poids. Mon arthrite a cessé de me réveiller péniblement tous les matins et mon sentiment de bien-être a remonté en flèche. Par bonheur, mon mari a décidé de se joindre à moi pour faire de l'exercice.

Mon entraînement me manque quand je ne peux pas sortir, et je ne pourrais plus imaginer ma vie sans un programme de mise en forme. Je dois aussi mentionner que mon mari a été diagnostiqué pour de la sclérose en plaques en 1996, mais grâce à sa détermination, il a réussi à réduire au minimum les périodes de crises en continuant de s'entraîner régulièrement.

DARLENE FLOYD

LE PREMIER DÉCEMBRE 1987, je roulais sur l'autoroute 17 pour aller rendre visite un ami malade. Juste en quittant l'autoroute, une collision frontale a failli me coûter la vie. Même aujourd'hui, je ne me souviens toujours pas de l'accident. Mais ce dont je me souviens bien, ce sont les blessures et le difficile retour à la santé. J'ai eu dix-huit os cassés, une fracture du crâne et une commotion, en plus de multiples déchirures et contusions.

Quelqu'un qui me rencontre aujourd'hui, treize ans plus tard, aurait de la difficulté à croire que j'ai été victime d'un si grave accident. Les médecins étaient étonnés à la fois de l'étendue et de la rapidité de ma guérison. Ils m'ont demandé si je faisais du conditionnement physique et j'ai répondu oui. Ils m'ont alors confirmé que la raison pour laquelle j'avais guéri si vite et si bien, c'était précisément parce que j'utilisais régulièrement des appareils d'exercice.

JAMES CALDWELL

DÈS L'ENFANCE, l'on nous raconte que la vie réserve des surprises, qu'elle est pleine d'imprévus et que, parfois, certaines circonstances en changent le cours. Pourtant, nous sommes souvent mal préparés à affronter ces événements lorsqu'ils se présentent. La plupart du temps, nous arrivons à les surmonter, mais il arrive que l'on soit, à l'occasion, devant une impasse. C'est au printemps 1996, à l'âge de 50 ans, que j'ai reçu l'une de ces visites inattendues.

Après une longue et pénible séparation et devant le fait accompli de la perte de mes économies, j'ai commencé à faire du patin à roues alignées comme moyen de me remettre physiquement, mentalement, spirituellement et symboliquement sur la bonne voie. Le futur s'ouvrait à nouveau largement devant moi, jusqu'à ce jour de mai. Alors que je descendais en slalom sur un pont de bois, une roue de mon patin est tombée dans une fente tandis que le haut de mon corps pivotait vers le bas. Seize semaines plus tard, l'on a enlevé mon plâtre. Il me restait à remettre ma jambe en état et à m'accommoder des commentaires superflus me conseillant de me comporter comme un homme de mon âge. Après quatre mois de rééducation, ma cheville était guérie, mais mentalement, j'avais perdu mon entrain. Je manquais de confiance en moi. Mon but d'aller de l'avant me semblait un rêve lointain. Mes critiques avaient peut-être eu raison de me dire qu'une vie sédentaire convenait mieux à un guerrier vieillissant.

Une visite dans un centre de mise en forme m'a convaincu de tenter une nouvelle démarche. Six semaines plus tard, le jour de mon anniversaire, je regardais, du haut du téléphérique, les bosses sur la pente de ski. Je me revoyais en haut de l'escalier avec des béquilles sous les bras, rassemblant mon courage pour descendre les premières marches. C'était une nouvelle expérience de me retrouver sur une pente de ski et de ressentir le frisson qui accompagne la peur. Heureusement, une autre image m'est revenue, me rappelant la raison première pour laquelle je me trouvais à cet endroit. Je me souviens de la sensation du vent qui me mordait le visage et de mes jambes qui se mouvaient lentement, à leur propre rythme, zigzaguant entre les bosses. Le temps s'est arrêté. J'ai finalement atteint le bas de la côte sur mes deux jambes, le cœur battant, à bout de souffle, mais totalement transporté! C'était un enivrement jamais expérimenté auparavant – et je n'ai plus jamais regardé en arrière.

Trois ans plus tard, je continue de m'entraîner régulièrement et j'ai même repris le squash, après dix ans d'arrêt. Cette expérience m'a ouvert les portes d'une nouvelle carrière et m'a mené vers une relation amoureuse que je croyais inaccessible. C'est que deux ans après avoir fréquenté le centre, je suis devenu le fier et heureux papa d'un petit garçon. Lorsqu'on me demande pourquoi j'ai voulu « recommencer », je souris et je réponds : « Parce que j'ai eu la chance et la possibilité de le faire. »

CHAPITRE SIX

UN CERVEAU AGILE

CHACUN SAIT QUE s'il mange bien et choisit des aliments nourrissants, il sera en meilleure santé que s'il mange mal. Chacun sait aussi que s'il fait de l'exercice, il sera en meilleure forme. Personne n'ignore que si le cerveau manque d'oxygène, il mourra. Cependant, la plupart d'entre nous ne réalisent pas que l'entraînement a autant d'impact sur notre intellect que sur notre corps. En augmentant la quantité d'oxygène qui afflue au cerveau, on permet à celui-ci de réfléchir mieux. Or, l'entraînement favorise une meilleure circulation sanguine dans tout le corps, incluant le cerveau.

Des études ont démontré que les gens qui font régulièrement de l'exercice sont plus productifs et obtiennent de meilleurs résultats aux tests. Ils sont aussi plus optimistes. Ils évacuent plus rapidement l'anxiété et le stress. Un avantage immédiat de l'exercice, c'est qu'il permet de penser plus clairement. Non seulement à cause de l'afflux d'oxygène au cerveau, mais aussi parce que votre corps étant en forme, il fonctionne bien et il n'interfère pas avec les processus normaux, y compris celui de la réflexion. Si votre corps fonctionne bien, il réagit normalement et laisse le champ libre au cerveau pour accomplir les activités qui lui sont propres. Si votre corps est accablé de stress et que son moyen de défense, c'est le mouvement et que vous le lui refusez, vous êtes obligé d'attendre patiemment que le stress disparaisse. Nous savons par ailleurs que, dans la société contemporaine, où le stress est plus

> *Ce que l'école devrait offrir : Chaque enfant devrait avoir droit à 30 ou 40 minutes d'activité physique par jour, à l'école. Ce pourrait être des activités très simples comme le jeu du chat (tag) ou une version du soccer qui permettrait à chacun d'attraper le ballon. Les enfants adorent les culbutes, la gymnastique et la course. Ils aiment l'exercice. Nos écoles se doivent de combler ces besoins de leur corps pour l'activité physique.*

fréquent que le rhume de cerveau, le temps n'arrangera pas les choses. Si vous êtes stressé, vous êtes forcément moins efficace. Si vous réduisez les effets du stress en vous entraînant, votre esprit devient beaucoup plus efficace pour accomplir ses tâches de manière claire et concise.

Un autre effet bénéfique de l'exercice sur l'intellect, c'est qu'il améliore la qualité de votre sommeil. Lorsque votre corps a été suffisamment actif, il atteint plus rapidement la phase du sommeil paradoxal, ce qui favorise un sommeil plus profond, et par conséquent plus reposant. Votre corps se régénère naturellement au cours du sommeil, au lieu de combattre la fatigue qui accompagne le stress chronique. Si vous dormez mieux, vous réfléchirez mieux le lendemain.

Maîtrisez votre esprit

QUAND VOUS COUREZ frénétiquement un peu partout avec trop de délais à respecter, agité, exaspéré et terriblement tendu, vous ne réfléchissez pas aussi clairement que si vous étiez calme, détendu et maître de votre esprit. Votre cœur bat moins vite — entre 10 et 25 battements de moins par minute — si vous êtes en forme plutôt qu'inactif. Lorsque votre cœur bat plus lentement, vous maîtrisez mieux la situation, vous pensez plus intelligemment. C'est cette aération de l'esprit qui fait que les gens sont plus productifs, gagnent plus d'argent et ont une vie plus heureuse. Les gens en forme profitent de la vie dans tous les sens du terme. Ceux qui s'entraînent régulièrement semblent se maîtriser davantage que ceux qui ne le font pas, de la même manière qu'un chien qui court tous les jours est plus intelligent et plus heureux.

En étant en forme, vous avez la capacité de vous concentrer et de diriger vos efforts vers les objectifs à atteindre. Au travail, cela se traduit généralement par la réussite. De nombreuses études démontrent que les individus en forme gagnent plus d'argent que les autres. Je me rappelle l'une de ces études parue quand j'étais à l'université, il y a 20 ans, et qui prouvait que les gens qui gagnaient plus de 60 000 $ par année s'entraînaient en moyenne six heures par semaine. Parce que les gens en forme souffrent moins du stress et sont plus productifs, ils excellent davantage et de ce fait, ils gagnent plus d'argent.

> *Les entreprises, si elles sont futées, considèrent l'entraînement comme une partie du travail de leurs employés. Elles les encouragent à se maintenir en forme et trouvent des moyens de les inciter à faire du conditionnement physique. Certaines d'entre elles possèdent des équipements sur le lieu de travail, d'autres défraient les coûts d'inscription de leurs membres à des centres environnants. Une culture d'entreprise clairvoyante encourage les employés à prendre soin de leur santé. Investir dans la mise en forme n'est pas de l'altruisme, c'est la base de la productivité et du profit. Les entreprises averties le savent.*

Les entreprises avisées comprennent que des employés en bonne forme sont rentables pour la compagnie. C'est la raison pour laquelle elles paient des programmes d'entraînement à leurs employés, et certaines disposent d'un centre de conditionnement sur le lieu de travail. Il ne s'agit pas que d'un privilège. Ces entreprises savent que n'importe quelle innovation qu'elles introduisent dans un marché compétitif en vaut la peine.

Cependant ceci ne concerne pas que les lieux de travail. Prenons un autre exemple, celui du transport aérien. Pourquoi un pilote doit-il être en meilleure forme physique qu'un chauffeur d'autobus? Pourtant, piloter un avion exige moins d'effort que la conduite d'un autobus. La plupart du temps, le pilote utilise la commande automatique dont il ne fait que surveiller le bon fonctionnement. Pourquoi alors les compagnies aériennes insistent-elles pour que leurs pilotes soient en parfaite forme physique? Parce que les pilotes doivent être capables de contrôler leur stress, de supporter calmement la pression et de garder l'esprit alerte. Vous me direz que c'est aussi le cas d'un chauffeur d'autobus, et c'est vrai. Cependant, les pilotes sont dans les airs. Mon argument, c'est que plus la tâche exige des opérations mentales complexes, plus il est important d'être en parfaite forme.

Prenons, cette fois, le cas des astronautes. Ils sont attachés dans une capsule et leurs déplacements se font sur moins d'un mètre, pendant des jours et des jours. Pourtant, la NASA s'assure que ces astronautes soient des modèles d'excellence en matière de forme physique. Pourquoi? Parce que voyager dans l'espace est stressant physiquement et mentalement et que dans des environnements à haut risque, vous avez besoin que toutes vos facultés soient en alerte. Même John Glenn, quand il est retourné dans l'espace à l'âge de 72 ans, avait la forme physique d'un homme de 50 ans.

Si vous êtes en forme, votre corps s'ajuste à son environnement. Vous avez une plus forte estime et une plus grande conscience de vous-même. Si vous avez l'impression de maîtriser votre corps, vous aurez aussi l'impression de contrôler votre esprit. Vous aurez tendance à vous faire confiance pour accomplir des tâches. Un bon entraînement de base vous permet de profiter du plaisir de la danse, de jouer au hockey ou de vous promener sur la plage; c'est ainsi que le plaisir procuré par les activités physiques vous aide à mieux réfléchir.

L'exercice facilite l'apprentissage

C'EST BIEN CONNU que les enfants actifs obtiennent de meilleurs résultats scolaires. Si l'on regarde ce qui se passe dans les écoles en ce qui a trait à l'éducation physique, c'est décourageant. Celles qui offrent le plus de cours d'éducation physique sont celles qui ont le plus de comptes à rendre aux parents : les écoles privées. Lorsqu'un enfant fréquente l'une d'elles, les parents paient pour ce privilège. Les écoles privées savent que l'activité physique favorise le développement de l'enfant et facilite son apprentissage, c'est pourquoi elles s'assurent que leurs élèves soient actifs.

La majorité des parents ne peuvent pas s'offrir le luxe d'envoyer leurs enfants dans une école privée. Et les écoles publiques ont de sérieuses lacunes dans le domaine de l'éducation physique. Organiser un programme d'éducation physique coûte plus cher que d'organiser des cours. Le gymnase est plus grand, les enseignants sont des spécialistes, les équipements et les assurances occasionnent des frais élevés. Il en résulte que les écoles publiques ont réduit ces services faute d'enseignants compétents ou parce qu'elles ne possèdent pas les équipements requis ou ne veulent pas dépenser l'argent nécessaire.

Nos écoles ont tendance à se concentrer sur le développement des élèves naturellement doués pour l'athlétisme en négligeant les autres moyennement habiles au gym ou sur le terrain de jeu. Ce qui se passe dans le système scolaire, c'est que les seuls qui ont une chance de se maintenir en forme sont les athlètes de talent ou ceux qui se démarquent des autres et font partie de toutes les équipes. Il faut que ces programmes scolaires soient accessibles à tous; ainsi, chaque enfant comprendra qu'il doit s'entraîner et il appréciera ces activités. Nous ne devrions pas nous préoccuper que notre enfant fasse ou non partie d'une équipe de compétition. Nous devrions plutôt nous inquiéter de savoir s'il est capable de se concentrer sur les tâches à accomplir quotidiennement, s'il a de l'estime de soi, de l'énergie et les facultés nécessaires pour profiter de la vie et réussir. C'est la raison principale pour laquelle les centres de mise en forme ont créé GoodLife Kids Foundation, pour aider les parents et les enfants à prendre conscience de l'importance de la mise en forme

> *Les écoles secondaires devraient donner des cours réguliers de mise en forme. Ce serait simple pour elles d'offrir de l'entraînement à la musculation trois fois par semaine, tout au long du cycle secondaire. Trop souvent, les adolescents se désintéressent des cours d'éducation physique; nous devons alors trouver un autre moyen d'encourager les jeunes à souhaiter se maintenir en forme.*

pour leur tête, pour leur cœur et pour leur esprit. Nous encouragerons le développement de programmes accessibles au plus grand nombre d'enfants possible.

C'est facile d'inciter les enfants à frapper sur un ballon. Ce n'est pas difficile de les faire courir autour d'un pâté de maisons. C'est simple d'améliorer leur forme physique. Un moment décisif pour moi, en matière d'éducation physique, a eu lieu au cours de ma dernière

> *Si les jeunes n'apprenaient pas à lire et à écrire, nous les considérerions sous-éduqués et nous dirions que l'école n'a pas fait son travail. Mais c'est également irresponsable de les priver de la chance d'être en excellente santé. Nos systèmes d'éducation ont la responsabilité publique de porter attention au conditionnement physique.*

année à l'école secondaire. Pendant huit semaines, nous allions courir tous les jours. Je me souviens avoir été, au début, le coureur le moins rapide et m'être retrouvé dans les cinq premiers à la fin des huit semaines. À ce moment-là, je détestais courir. J'étais convaincu de n'être qu'un gros garçon lent. Je jouais au hockey et au football, mais les sports ne m'intéressaient pas de façon particulière. Mon père est mort alors que j'étais très jeune, je vivais donc dans une famille monoparentale et je devais travailler à temps partiel. À l'école secondaire, je travaillais de 25 à 30 heures par semaine. Mais je n'oublierai jamais la lente et progressive ascension que j'ai amorcée comme coureur et comment je me suis senti bien à mesure que mon corps devenait de plus en plus énergique et efficient.

Je pense que le système scolaire a besoin d'être secoué, car toutes les statistiques démontrent que nous élevons une génération de téléphages. Le gouvernement lui-même navigue à courte vue en ne faisant pas de la mise en forme à l'école une de ses priorités; ce manque d'entraînement occasionnera des problèmes de santé et alourdira éventuellement le coût des soins de santé. Restreindre l'accès à l'entraînement empêche les enfants d'être aussi en forme qu'ils le devraient. C'est une erreur de priver nos enfants de leur héritage physique naturel. Ce n'est pas intelligent. À la différence de bien d'autres choses dans notre société, des programmes d'entraînement pour les enfants ne nécessitent pas, en comparaison, beaucoup de temps et d'argent. Ce devrait être une politique gouvernementale de faire du conditionnement physique une priorité dans nos écoles. Des corps sains préparent des esprits sains. Et si nous voulons affronter les défis du XXIe siècle, nous avons besoin de tous les esprits équilibrés dont nous pourrons disposer.

Les effets indéniables de l'entraînement sur l'intellect

MERRILEE DERK

MON CENTRE de mise en forme m'a aidée à insuffler « la Vie » à mon âme. Depuis que j'ai adhéré à un centre de mise en forme, je suis plus heureuse, plus productive et je suis devenue un esprit extrêmement positif. J'ai aussi perdu 40 kilos, 25 centimètres à la taille, 25 aux hanches, 15 aux cuisses et 13 au tour de poitrine. J'ai adopté une nouvelle philosophie : « Si tu n'es pas heureuse, change ta vie. » J'ai changé ma vie et non seulement je suis heureuse, mais je parais bien, je suis bien et, par-dessus tout, je suis désormais en santé.

Il y a trois ans, j'étais malheureuse et toujours déprimée. J'avais environ 45 kilos en trop. Je faisais grimper le pèse-personne à près de 114 kilos. Mes habitudes alimentaires étaient lamentables, mon estime de moi et ma confiance avaient dégringolé jusqu'au tréfonds de la disgrâce.

Je me souviens de ma première initiative pour tenter de changer ma vie. J'ai feuilleté les pages d'un annuaire téléphonique pour chercher un centre de conditionnement physique. Je me suis mise à l'entraînement. J'ai pris cela très au sérieux et je me sentais coupable si je manquais une séance. La première année, j'étais mariée au centre. J'ai arrêté de fumer pour de bon. J'ai développé des habitudes alimentaires appropriées, car j'avais besoin d'une meilleure nutrition. J'ai perdu environ 36 kilos cette année-là. Deux ans après mon inscription, j'ai complété les cours du programme de certification d'instructeur aérobique, pour enseigner le conditionnement physique.

DONALD D'HAENE

DE QUELLE MANIÈRE le conditionnement physique a-t-il changé ma vie? J'ai posé pour une affiche publicitaire qui révélait les transformations opérées dans ma vie grâce au conditionnement physique. Tout a commencé le jour de mon 38e anniversaire. J'avais toujours désiré être en forme, mais bien que ma santé physique ait toujours été une priorité, j'avais dû lutter ma vie durant pour la conserver. Chaque fois que ma condition physique s'améliorait, un nouvel obstacle apparaissait, une maladie ou un lumbago, des séquelles d'un accident d'automobile.

Au plan émotionnel, j'étais très heureux, j'avais une belle relation amoureuse, un excellent travail et une maison charmante, mais ma piètre condition physique m'empêchait de profiter de cette vie agréable. Au départ, mes attentes étaient modestes. J'avais compris qu'aspirer à des résultats immédiats compromettrait mon objectif. N'importe quelle amélioration serait déjà une victoire! La véritable récompense fut de découvrir un éveil physique et spirituel.

Les gens étaient étonnés de ma détermination et de mon contrôle de moi, surtout en voyant le changement spectaculaire de mon apparence; je suis passé d'une taille 42 à une taille 34, et j'ai perdu 17 kilos de tissus adipeux, en cinq mois seulement. Je ne pense pas être une meilleure personne, mais je suis une personne en meilleure santé qui a augmenté son espérance de vie, son niveau d'énergie, qui a amélioré son attitude et est devenu un meilleur exemple.

MILES KOMLEN

MA VIE A été transformée pour le mieux depuis que je m'entraîne. Cela m'a donné le courage d'opérer des changements majeurs dans mon existence. Commencer un programme d'entraînement ne fut pas pour moi une tâche facile. La majorité des gens savent qu'ils devraient adhérer à un centre de conditionnement physique, mais sont souvent trop intimidés pour faire le premier pas. Moi, je voulais d'abord perdre du poids avant que d'autres me voient dans un gym. Mais lorsque je me suis décidé à y aller, j'ai constaté que tous les participants tentaient la même chose que moi. Il s'agissait de prendre sa vie en mains.

Cela a fait une telle différence dans ma vie personnelle et professionnelle! J'ai beaucoup plus de facilité à me fixer des objectifs et à travailler pour les dépasser, autant dans ma vie personnelle qu'à mon travail. La vie est faite pour avancer. Il vous faut seulement les outils de motivation nécessaires et le courage d'y arriver.

LORI TEEPLE, M.D.

LE CONDITIONNEMENT PHYSIQUE n'a pas seulement amélioré ma propre vie, mais, comme urgentiste, il m'a rendu plus efficace pour sauver celle des autres. Je suis aussi devenue une meilleure professeure à l'université. Avec l'entraînement, j'ai raffermi la partie supérieure de mon corps et j'ai développé de la force. La solidité de la main gauche, par exemple, est d'importance critique lors d'une intubation (l'insertion d'un tube pour assurer la respiration artificielle). Cette force, combinée avec la technique, m'a récemment permis de sauver la vie d'un homme alors que je pratiquais une intubation particulièrement difficile. La force et la forme m'ont aussi aidée à mieux réussir d'autres interventions d'urgence. J'encourage souvent les médecins résidents à qui j'enseigne à faire de l'entraînement pour développer leur force physique et augmenter leurs compétences dans leur domaine.

Comme médecin dans un important centre de traumatologie, je marche l'équivalent de douze kilomètres par quart de travail à la vitesse d'un trottoir roulant, pour visiter de nombreux patients et pour superviser des résidents et des étudiants en médecine. Il est impératif de garder son système circulatoire et ses muscles en parfaite forme pour maintenir ce rythme éreintant. L'entraînement m'a aidée à acquérir de l'endurance et le haut niveau d'énergie nécessaire pour répondre aux exigences physiques et mentales du travail en urgence, et plus particulièrement pour le travail par quarts.

De plus, ma tâche d'assistant professeur m'oblige non seulement à me tenir au courant de toutes les nouvelles découvertes dans le domaine de la médecine, mais aussi à réviser constamment les techniques de base pour les enseigner, chaque jour, à de nombreux étudiants et résidents. J'ai donc trouvé un moyen d'étudier pendant que je fais mes exercices. Durant les vingt ou trente minutes que je passe sur le tapis roulant, j'en profite pour réviser et rafraîchir mon inventaire de connaissances médicales. Je suis devenue une curiosité au centre, lisant et mémorisant les milliers de fiches que j'ai constituées pour étudier pendant mon entraînement. J'ai même utilisé cette méthode pour passer mon examen de certification en médecine d'urgence, en janvier 1999.

CHAPITRE SEPT

ASSEZ, C'EST ASSEZ!

Au cours des années, comme propriétaire d'un centre de mise en forme, j'ai adopté une devise que j'utilise avec les membres de mon personnel et avec les adhérents au centre : « Assez, c'est assez! » Pour moi, elle résume l'essence de la mise en forme et celle d'un mode de vie sain : se rendre compte que l'on a atteint un état de santé et de bien-être satisfaisant. En l'an 2000, la moyenne d'âge des membres inscrits aux centres de mise en forme GoodLife était de 38 ans. Nous avons des adhérents adolescents, des sexagénaires, des septuagénaires et même des octogénaires. Les *baby-boomers* constituent par ailleurs une importante partie de notre clientèle.

Si les mêmes personnes, surtout les jeunes adultes et les *boomers*, feuillettent n'importe quel magazine de conditionnement physique étalé sur les présentoirs des kiosques à journaux, ils y trouveront des techniques pour soi-disant modeler une parfaite silhouette. Ils liront des articles de fond sur la manière de développer les abdominaux et les biceps les plus fermes qui soient, ou encore, sur la possibilité de s'entraîner au marathon, voire au triathlon. Toutes ces publications parlent sans cesse de la perfection. Ils donnent en exemple des gens qui ont réussi des choses invraisemblables et créent ainsi un immense sentiment de culpabilité. Comme si cela ne vous suffisait pas d'avoir été malhabile aux sports à l'école secondaire et de ne jamais avoir été choisi pour faire partie d'une équipe, chaque fois que vous attrapez l'un de ces magazines et que vous voyez ces corps parfaits, ils renforcent en vous ce sentiment de ne pas être à la hauteur. Vous êtes toujours en face d'un modèle qui a 20 ans et 10 kilos de moins que vous.

J'essaie d'inculquer à mon personnel l'importance d'informer les gens qu'il existe un degré suffisant d'entraînement. Suffisant, c'est le niveau d'entraînement que vous devez atteindre pour être en santé et profiter de la vie. Pour utiliser une analogie, sur une autoroute, vous devez respecter une limite maximale de vitesse, et sur quelques-unes d'entre elles, l'on indique une vitesse minimale. Il existe une limite maximale, car si vous roulez beaucoup plus vite, vous encourez le danger de vous tuer ou de vous estropier à vie. Par contre, si vous conduisez plus lentement que la vitesse minimale, vous vous exposez aussi à un accident, car quelqu'un d'autre risque d'emboutir votre véhicule. Dans la vie, la vitesse minimale, c'est l'inactivité. Tôt ou tard, vous vous blesserez, vous serez davantage sujet aux maladies, ou d'autres vous surpasseront parce qu'ils réussiront mieux et auront plus de plaisir à faire les choses.

L'autre extrême serait que vous conduisiez comme un pilote de course avec l'accélérateur toujours à fond. Vous vous imaginez alors que vous devez vous entraîner six heures par jour, en repoussant sans cesse vos limites, car vous voulez un corps qui ressemble aux photos des magazines. Un athlète risque toujours de se blesser en voulant devenir exceptionnel. Le sport de haut niveau est tellement compétitif que les athlètes doivent sans cesse repousser leurs limites, ce qui les expose à la fois aux accidents et, mentalement, à l'épuisement professionnel.

En tant qu'individu dans la moyenne, vous n'avez pas à vous préoccuper de même approcher ces limites. Dans nos centres, les gens nous demandent souvent s'ils risquent de « se brûler » à faire de l'exercice. Or cela ne pourrait arriver que s'ils essayaient d'en faire trop et pendant trop longtemps. Il est plus probable, au contraire, que vous n'en fassiez pas suffisamment. Cependant, il ne vous est pas nécessaire de faire des exercices de musculation et de stimulation cardiovasculaire plus de deux ou trois fois par semaine. Si, par exemple, vous utilisez la formule fixe que nous proposons chez GoodLife, vous ferez, pour chaque partie du corps, une série de six à douze exercices de poids et haltères et de musculation que vous répéterez de huit à douze fois chacun. Un total, donc, de vingt à trente minutes d'exercices de force trois fois par semaine, en ajoutant, de plus, la même quantité de temps pour les exercices de stimulation cardiovasculaire; c'est tout ce dont vous avez besoin. Cela peut vous paraître trop simple, mais c'est pourtant efficace.

Ce que nous tentons de faire, avec nos nouveaux adhérents, c'est de découvrir leurs besoins pour fixer leurs objectifs et voir dans combien de temps ils souhaitent les atteindre. Nous établissons alors des paramètres raisonnables pour y arriver. L'essentiel est de proposer un programme réaliste, de sorte que la personne considère que l'effort en vaut la peine. Nous ramenons tout à des objectifs sensés. Lorsque la personne les atteint, nous sommes en mesure de lui dire : « C'est très bien; maintenant, tout ce que vous avez à faire, c'est de continuer pour le reste de votre vie. » C'est la raison pour laquelle je dis : Assez, c'est assez!

Les trois stades de la mise en forme

LA MISE EN forme suppose trois stades. Le premier, c'est de cesser d'aggraver son cas. Dès que vous y arriverez, applaudissez-vous. Si vous stabilisez votre poids, c'est une victoire, même si vous continuez d'en avoir en surplus. Si vous évitez de perdre davantage de votre masse musculaire et de votre force, c'est aussi une réussite. La plupart des gens ne tiennent pas compte de cela. Le premier stade de « Assez, c'est assez! » peut se résumer au fait que vous cessez d'ajouter des kilos à la vingtaine que vous avez en trop. C'est fantastique!

Le second stade, c'est lorsque vous commencez à réparer les dommages. Vous décidez jusqu'où vous êtes prêt à aller. Supposons que vous avez une vingtaine de kilos en trop et que vous décidiez d'en perdre la moitié. À ce stade-ci, saluez la victoire. Tout ce que vous aurez à faire par la suite, c'est de maintenir votre niveau d'entraînement. Si vous faites la même quantité de poids et haltères deux ou trois fois par semaine, vous atteindrez votre but et il vous suffira de continuer année après année; en matière de mise en forme, cela signifie que vous ne vieillissez pas. Si vous perdez vingt kilos et que vous doublez votre force physique, ce que la majorité des gens réussissent en six semaines, vous avez rajeuni au plan de la forme physique. L'âge chronologique est une donnée, l'âge réel en est une autre. Si, à 40 ans, vous faites les mêmes choses que vous faisiez à 30, au plan de la mise en forme, vous avez 30 ans. Le troisième stade n'est que de l'entretien. C'est ce que je veux dire par « Assez, c'est assez! » Seule une petite partie de l'ensemble de la population, probablement 2 %, souhaite pousser son entraînement au maximum. Mais vous n'avez pas à vous rendre jusque-là pour être en forme. Bien des gens quittent leur programme de conditionnement sans comprendre que, éviter d'aggraver leur condition, c'est déjà bien. Ou encore, ils se fixent des objectifs trop ambitieux qu'ils veulent atteindre en un temps record et se découragent lorsqu'ils échouent. Parfois, ils continuent d'ajouter sans cesse d'autres objectifs, au lieu de se dire : « Je suis en forme. » Si votre masse musculaire et votre masse adipeuse se situent à l'intérieur des paramètres correspondant à votre type corporel, si vous arrivez à faire tout ce que vous voulez, si vous contrôlez votre stress par des activités d'entraînement, ça suffit. Il ne faut pas que cela devienne problématique. Ainsi, lorsque vous réduisez votre masse adipeuse à 20 % de votre masse corporelle, vous n'avez pas à vouloir l'abaisser jusqu'à 10 %. Vous pouvez vous dire : « Je suis content(e) de ce 20 %, car je suis en santé et je me sens bien. » Personne ne vous demande d'être la prochaine Miss Bikini ou le prochain Monsieur Hercule. Soyez vous-même.

Rester motivé

LES GENS ME parlent souvent de la motivation. La meilleure façon que je connaisse de demeurer motivé pour l'entraînement, ce n'est pas de courir après la perfection, mais de viser des résultats satisfaisants. Comprendre que vous n'avez pas à exiger la perfection. Pour utiliser une autre analogie à la conduite automobile, combien de gens savent conduire comme un pilote de course? Pas beaucoup. Si vous vous fiez aux magazines, vous croirez que tout le monde doit avoir un corps d'athlète ou celui d'une star de cinéma, de la même façon que tout le monde devrait savoir conduire une voiture de course. C'est irréaliste. Beaucoup de gens souhaitent être millionnaires. Mais combien d'entre eux sont prêts à consacrer le nombre d'heures et d'efforts nécessaires pour le devenir? C'est la raison pour laquelle la loterie ou le jeu-questionnaire *Qui veut devenir millionnaire* font tellement rêver. D'accord, vous ne gagnerez pas à une loterie qui vous garantira un corps en santé, mais vous pouvez gagner au jeu de la santé en affirmant : « Assez, c'est assez! »

Un autre important élément de motivation, c'est d'abord de vous réjouir de ne pas aller plus mal et de ne pas vous détériorer. Et plus encore, de prendre conscience que vous pouvez véritablement rajeunir. Imaginer tourner les pages à l'envers sur le calendrier de votre âge ou

Un programme d'entraînement pour la mise en forme et la santé devrait toujours être exécuté par cycles. Penser aux vagues sur la plage, elles arrivent l'une après l'autre. Voici les cycles d'entraînement que moi-même je m'impose :

Septembre – novembre
Je mets l'accent sur les exercices de musculation sans augmenter mon niveau de stimulation cardiovasculaire.

Décembre – mars
Durant les mois d'hiver, je ralentis mes activités. Je garde le même rythme d'entraînement à la musculation et aux exercices de stimulation cardiaque. Psychologiquement, c'est merveilleux de ne pas toujours se sentir obligé de s'améliorer. Vous traversez des périodes où vous vous contentez d'entretenir certaines parties de votre corps pour concentrer vos efforts sur une autre, sans devoir tout faire en même temps.

Avril – août
C'est la période pendant laquelle j'accélère la stimulation cardiaque. Beaucoup de ces activités se pratiquent à l'extérieur, telles que la randonnée pédestre, l'escalade et le tennis. C'est pour moi la

période par excellence pour me concentrer sur l'entraînement cardiovasculaire tout en gardant mes muscles fermes.

La raison qui justifie la répartition du conditionnement par cycles, c'est qu'elle permet de se concentrer sur l'un de ces aspects tout en conservant les acquis des autres. Vous deviendrez plus fort et plus rapidement en forme si vous vous entraînez par cycles. Souvenez-vous que votre corps a besoin de périodes de repos et de récupération qui vous permettent de vous concentrer plus intensément pendant que vous travaillez plus fort sur un autre aspect de votre entraînement. Plus vous vieillissez, plus vous avez besoin de repos entre certaines activités. L'entraînement par cycles vous permet d'adapter votre programme de mise en forme aux besoins de votre corps, à vos sports favoris et à votre mode de vie particulier.

reculer l'horloge peut servir de puissante motivation. La majorité des gens atteignent ce stade en six mois. Arriver à atteindre 30 ans d'âge réel au plan de la mise en forme et rester au même âge jusqu'à 55 ans, n'est-ce pas une perspective passionnante à envisager? Chaque année, le jour qui précède mon anniversaire, je vérifie l'ensemble de mon poids afin de m'assurer que je n'ai pas vieilli depuis l'année précédente. Le jour de mon anniversaire, je fais les autres tests sur les appareils de stimulation cardiovasculaire. De cette façon, je peux affirmer que je n'ai pas vieilli.

Pour la majorité de la population, le rythme cardiaque augmente d'un battement par année, au repos. Le mien n'augmente pas, je ne vieillis donc pas. S'il n'augmente que d'un battement en cinq ans, là encore je reste plus jeune. Disons que vous avez 50 ans et que vos pulsations cardiaques sont à 65, au repos. Si la moyenne est de 78, c'est bon. Si vous vous entraînez et que six mois plus tard, ce nombre descend à 60, vous venez d'effacer cinq ans de votre âge biologique. Vous n'avez plus 50 ans, vous en avez 45 ou moins. Les pulsations du cœur au repos peuvent varier, mais c'est l'amélioration qui compte.

Une fois que vous avez franchi la courbe d'apprentissage de la mise en forme — l'apprentissage de la musculation et de la stimulation cardiaque — vous pouvez vous contenter de continuer la même chose. Vous ne trouverez pas ce genre de conseil dans les magazines. Vous ne trouverez pas d'articles qui vous diront de ne rien changer, que ce que vous faites est correct. Les gens s'imaginent que c'est ennuyant de toujours pratiquer les mêmes exercices au juste niveau. C'est un peu comme se brosser les dents, mais c'est pourtant agréable d'avoir de belles dents. L'essentiel, c'est qu'un tel programme de conditionnement n'est pas stressant et peut facilement être poursuivi. Un bénéfice majeur, c'est qu'il requiert peu de temps et vous rapporte énormément.

Les éditeurs de magazines n'arriveraient pas à vous vendre leurs revues si vous étiez convaincu d'être bien comme vous êtes. Les éditeurs ne réussissent pas à vendre des livres de conseils pratiques à quelqu'un qui se sent psychologiquement en santé et fonctionne bien dans la vie. Bien sûr nous faisons tous face à des difficultés au cours de notre vie, et ce n'est pas forcément mauvais de consulter des livres de psychologie. Mon argument, c'est que vous devriez vous méfier des livres, des magazines, des émissions de télé et des films qui font l'étalage de la perfection, car la perfection n'existe pas. «Assez, c'est assez!» signifie «Je suis bien.» Le corps est merveilleux, il n'exige pas la perfection. Il nécessite seulement un niveau de forme qui lui permette d'accomplir normalement ses tâches pour que vous vous sentiez bien.

Assez, c'est-à-dire équilibré

UNE VIE SAINE, c'est une vie harmonieuse, équilibrée. Cela signifie qu'en décidant de vous mettre en forme et de reconnaître, par la suite, que « Assez, c'est assez! », vous gardez de la place pour les autres aspects importants de votre vie. L'une des raisons qui vous permettent d'atteindre cet équilibre, c'est que vous avez une meilleure estime de vous-même parce que c'est vous qui êtes aux commandes. Peu importe tout ce qui se dit ou s'écrit sur le sujet, il est largement reconnu qu'une part de l'équilibre, c'est la capacité d'affronter les événements et de les envisager de manière positive. Être en forme vous aide à faire face.

Quand vous atteignez un juste équilibre, vous établissez de saines priorités dans votre vie. Lorsque vous êtes en forme et que vous êtes en synchronie avec votre corps, vous vous apercevez que cette harmonie se répercute dans les autres sphères de votre existence. Vous n'êtes plus accaparé par votre vie professionnelle. Vous trouvez du temps pour votre famille et pour vos amis. Il vous en reste pour vous distraire, pour être attentif aux autres et pour réfléchir. J'ai remarqué que chez nombre de personnes, la décision de faire du conditionnement physique a eu des répercussions sur bien d'autres aspects de leur vie. Peu importe que vous vous entraîniez le matin, l'après-midi ou le soir. Faites-le au moment qui vous convient; en sachant le temps que vous y consacrerez, cela vous fournit un cadre pour organiser le reste de vos activités. Si, par exemple, vous décidez de vous entraîner avant le déjeuner, vous savez donc à quelle heure vous devrez vous lever. Si vous choisissez de le faire le soir, vous savez alors à quelle heure vous devez quitter le travail ou à quelle heure aura lieu le souper. Un programme d'entraînement vous aidera à établir des habitudes saines.

Pourquoi je pense que le conditionnement physique devrait occuper une place aussi importante dans votre vie? Parce que votre vie est une priorité. Quand vous décidez de vous entraîner, vous choisissez de la prendre en mains. Et le contrôle sur sa vie conduit à l'équilibre. En écoutant votre corps, vous écoutez aussi votre tête, votre cœur et votre esprit. Lorsque vous atteignez cet équilibre, vous prenez conscience qu'il n'y a pas de clivage entre le corps et l'esprit. Vous êtes une entité organique. Tout ce que vous réussissez en matière de santé et de mise en forme se répercute sur votre esprit, sur vos émotions et sur votre calme intérieur.

Lorsque vous êtes stressé, comme il arrive à chacun d'entre nous dans cette société avec les poussées de la technologie et la rapidité des changements qu'elles supposent, votre corps et votre esprit ont droit à la détente que procure l'exercice. Vous méritez de brûler tous les effets négatifs et l'anxiété causés par une surcharge de travail et d'autres nécessités de l'existence. L'entraînement vous aidera à traverser le temps; si la vie vous frappe inopinément, vous maîtriserez mieux la situation si vous êtes en forme et en santé. Ça commence par le corps. Comparez-vous à une maison. Un corps en bonne forme physique, ce sont les fondations. Par conséquent, un corps mal en point, ce sont des fondations instables. Si votre intellect et vos émotions constituent les murs et que les fondations sont solides, les murs resteront debout et protégeront vos trésors intérieurs. Si les murs sont fissurés à cause des fondations chancelantes, toute la maison risque de s'effondrer. Imaginez votre esprit comme étant le toit. Pour être véritablement vous-même, tout ce qu'il y a sous le toit doit être en parfaite condition. Tout contribue à la construction de cet habitat qui est le vôtre.

Des gens qui se souviennent :
« Assez, c'est assez! »

CAROLYN HYNDMAN

J'AI PRIS LA meilleure décision de ma vie en août 1999; je me suis inscrite à un centre de mise en forme. Je travaille dans un établissement de soins de santé et je marche beaucoup. J'ai décidé d'adhérer à ce centre parce que mes genoux enflaient. J'avais un pneu de secours autour de la taille et j'avais toujours eu de mauvaises habitudes alimentaires. J'avais essayé des régimes qui s'étaient avérés efficaces pendant un certain temps, mais en ne faisant pas d'exercice, je reprenais les kilos perdus. Je me suis alors inscrite au programme perte de gras dans un centre de mise en forme et j'ai perdu 50 centimètres. J'ai aussi participé au programme de remise en forme et j'ai perdu 10 centimètres supplémentaires et environ 14 kilos. J'essaie de m'entraîner tous les deux jours. Je me suis aussi inscrite aux cours de boxe et à d'autres programmes d'exercice. J'ai désormais beaucoup plus d'estime de moi-même et je sais que j'atteindrai mes objectifs, car un corps en santé, c'est aussi un esprit en santé.

PAT POSNO

MAI 1999 : C'ÉTAIT le bon moment et mon corps était prêt. C'était très important. Je devenais grand-mère pour la seconde fois. Mon corps était plus fatigué que je ne l'aurais voulu. J'ai alors décidé d'investir dans ma santé en embauchant un entraîneur personnel. Mes objectifs : augmenter mon niveau d'énergie et gagner de la souplesse. Je voulais vivre plus longtemps, profiter davantage de la vie et paraître plus svelte. Après huit séances d'entraînement à la musculation, suivies de mes exercices de stimulation cardiaque, j'étais moins fatiguée et je marchais la tête plus haute! Un léger contretemps : un orteil cassé m'a mis sur la touche pendant six semaines. Puis, j'ai rencontré Renee, une entraîneuse personnelle dynamique, positive et joyeuse. Il m'arrivait parfois d'avoir des nausées et des fourmillements inhabituels dans les bras. Nous avons travaillé ensemble pour rectifier la situation. Nous avons cessé l'entraînement et établi un nouveau programme. Nous avons parlé de régime alimentaire et de mes objectifs personnels. Mon corps s'est adapté à nouveau, au fur et à mesure. Les fourmillements ont disparu. Les résultats se manifestaient en même temps à l'extérieur et à l'intérieur.

Fin juillet : une inspiration nouvelle! Mon fils et sa femme attendaient des jumeaux. Mon entraînement consistait en exercices aux poids et haltères deux fois par semaine. L'on se concentrait sur la posture, la technique et la respiration. Après avoir réussi dix-huit séances d'entraînement, je me suis inscrite à vingt autres supplémentaires. Mes efforts paraissent et les gens me disent que je suis rayonnante. Comme ma pression artérielle et mes pulsations cardiaques ont diminué au repos, mon cœur est de plus en plus solide. Mes séances d'entraînement sont intégrées à mon horaire de travail et à ma vie privée. C'est une nouvelle façon de vivre, et j'adore ça! Je suis plus heureuse, plus concentrée et plus pragmatique.

Août : deux séances de poids et haltères par semaine, deux cours d'entraînement en piscine (*Aqua Works classes*) et deux cours dans le programme silhouette nouvelle (*Newbody*). J'ai tellement de plaisir! Et d'autres variantes proposées par Renee, dont une seconde évaluation complète de ma forme physique qui a démontré que j'avais perdu des centimètres et que mes pulsations cardiaques au repos avaient diminué. Certains jours sont plus difficiles que d'autres, mais, à la fin de mon entraînement, je me sens toujours plus énergique, à la fois physiquement et mentalement.

SALLY ORTBACH

EN DESCENDANT LES dix-huit marches qui me conduisaient au royaume inconnu d'un centre de mise en forme, j'ai vu une marée de machines noires, de lumières fluorescentes, de machines blanches, de miroirs, et de mordus de la forme. Incapable de m'imaginer dans ce décor, j'ai avoué aux membres du personnel que je n'avais jamais mis les pieds dans un centre de conditionnement physique, que je n'avais jamais fait d'exercice, que je détestais transpirer et que je ne possédais ni vêtements ni chaussures d'exercice. Étant récemment retraitée, je n'avais plus l'excuse du manque de temps.

L'entraîneuse, Monika, était compétente, menue et avait la moitié de mon âge. Mais elle était patiente avec moi et j'ai même été surprise de ne pas craindre les machines d'entraînement. Il y a des jours où j'ai vraiment de la difficulté à me décider à aller m'entraîner. Deux fois, j'ai conduit en vitesse et suis arrivée précipitamment à la dernière minute plutôt que de rater ma séance. Comme je ne me fais pas confiance pour m'inscrire pour toute une année, je m'inscris pour une période de quatre mois à la fois. Pour moi, c'est un gros engagement. Je ne m'attends pas à perdre beaucoup de poids ou à devenir très belle. Je veux renforcer mes muscles pour être plus mobile et faire de mon mieux pour retarder les symptômes de l'arthrite, de l'ostéoporose et les autres ravages de l'âge.

Mes enfants, qui sont maintenant des adultes, sont très surpris et fiers de moi. Je ne perçois pas encore cette immense sensation de bien-être que procure l'exercice, mais je commence à avoir hâte d'aller à mes séances d'entraînement. Je suis davantage consciente de mes muscles et je les sens se raffermir. Quand, au temps des fêtes, je transporte 190 dollars de sacs d'épicerie dans la voiture, je ne suis plus anéantie. J'ai de plus en plus confiance en moi et je suis maintenant prête à développer des habitudes alimentaires plus saines. Lorsque je marche, surtout en revenant du centre, au lieu de faire de petits pas j'avance à longues enjambées cadencées.

BRAD WERSCH

DE QUELLE MANIÈRE l'entraînement a-t-il changé ma vie? Un certain nombre d'aspects me viennent en tête : la sensation d'être en meilleure santé, d'avoir plus d'énergie, le sentiment d'être mieux armé pour composer avec la pression quotidienne et de m'être rapproché de ceux que j'aime le plus. Lorsque ma mère a subi une chirurgie pour lui faire quatre pontages, je me suis demandé si cela risquait de m'arriver à moi. C'est à ce moment-là que j'ai compris que cela pouvait arriver à n'importe qui. Il y a de cela un an, et depuis, j'ai changé pas mal de choses. Je pesais 76 kilos dont 22 % de masse adipeuse que j'ai réduite à 14 % avec 2 kilos en moins. J'ai perdu plus de 15 centimètres aux fesses et j'ai gagné de la force et du volume, répartis aux bons endroits, ailleurs sur mon corps. Je suis heureux de constater comment mon physique a changé depuis un an. Je crois que cela m'a redonné confiance pour mieux supporter la pression du quotidien et les incertitudes de la vie. Ma confiance en moi a grandi et je me sens plus en mesure d'accepter des défis intéressants. Je me sens en meilleure santé et j'arrive à courir sur une plus longue distance sans être essoufflé. Étonnamment, j'ai l'impression de disposer de plus de temps quand je fais l'effort de m'entraîner. Cela stimule mon esprit, je me concentre mieux et je suis plus productif.

L'essentiel de cette expérience, c'est que j'ai raffermi mes liens avec ma femme et mes enfants. Lorsque mon corps et mon esprit sont en meilleure forme, j'ai l'énergie et la patience qu'il faut pour être un meilleur mari et un meilleur papa. Je veux avoir une bonne vie. Vous devriez le souhaiter pour vous aussi.

BONNIE WHITTLE

À 34 ANS, j'avais déjà un surplus de poids. Mesurant 1,65 mètre et pesant 84 kilos, je détestais magasiner pour acheter des vêtements. Quand je trouvais finalement un ensemble qui n'était pas trop mal, j'en achetais six du même modèle en différentes teintes. Je n'avais pas d'énergie. J'avais une piètre estime de moi-même et une libido faible qui commençait à nuire à ma relation amoureuse. Je tombais souvent endormie sur le sofa peu de temps après le souper. Tout cela accompagné d'une passion pour la restauration rapide qui me conduisait tout droit à ma perte.

J'avais toujours lutté contre des problèmes de poids, habituellement en suivant des régimes qui ne résultaient qu'en une perte de poids temporaire et un sentiment de privation. En janvier 1998, mon fiancé et moi avons fixé la date de notre mariage. Il ne me restait que cinq mois pour me mettre en forme. Je ne voulais pas me voir grosse sur mes photos de mariage. En désespoir de cause, j'ai téléphoné à un centre de mise en forme et j'ai pris un rendez-vous. Dès mon entrée au centre, je fus très impressionnée. L'on m'a montré les techniques appropriées pour utiliser les poids et haltères. J'ai senti une différence après les trois premières semaines. C'était la première fois de ma vie que j'étais contente dès le début d'un programme et que je n'attendais pas désespérément le résultat final.

Lorsque j'ai commencé à courir sur le tapis roulant, je pouvais seulement courir à une vitesse de 3,5 pendant deux minutes. J'étais obsédée par le compteur de calories. Un mois plus tard, je courais vingt minutes complètes, à une vitesse de 5,5. J'ai commencé à suivre des cours de conditionnement physique et j'ai trouvé qu'ils me faisaient transpirer énormément pour ce qui me semblait un effort minime.

Au début, je n'aimais pas les exercices aux poids et haltères, mais j'ai persévéré. Ce ne fut pas long avant que j'obtienne de sérieux résultats, tels des mollets joliment galbés et des bras plus fermes. Une autre première dans mon existence, je portais des débardeurs. J'ai entre-temps perdu ma ferveur pour la restauration rapide et j'étais affamée d'aliments sains.

Comme la date de notre mariage approchait, ma robe a été reprise de deux tailles complètes. J'étais aux anges! Il me reste du travail à faire, mais j'ai accepté mon type corporel. Je sais désormais que je continuerai de m'entraîner, même si j'ai atteint mes objectifs de base.

La veille du Jour de l'An, je portais un pantalon noir moulant très sexy, assorti d'une veste courte. Grâce aux exercices pour les abdominaux j'arrivais facilement à garder mon ventre plat. Je suis devenue enceinte à la fin de l'hiver 1999. J'ai continué de m'entraîner vigoureusement tout l'été. Durant les vacances, j'ai pu faire de la randonnée pédestre et du canot tous les jours.

Le 20 octobre 1999, j'ai donné naissance à une magnifique petite fille pleine de santé.

J'ai repris mon entraînement et j'ai ralenti mon rythme. Je ne suis plus obsédée par le compteur de calories, je prends seulement plaisir à sentir mes pulsations cardiaques augmenter à mesure que je m'entraîne. J'adore la sensation dans mes muscles après l'exercice. J'ai hâte de me sentir à nouveau forte et en santé. Je ne mets plus l'emphase sur la perte de poids, mais sur la solidité de mes muscles et sur leur taille.

Ma vie s'est améliorée de façon spectaculaire. Je m'aime, j'aime ma vie et ma famille. Mon estime de moi-même est meilleure et je n'ai jamais eu une aussi belle relation amoureuse avec mon mari. Il ne m'a jamais parlé de mon ancien poids, mais il est profondément heureux de la manière dont je m'apprécie.

Je ne considère plus l'entraînement simplement comme un moyen de reconstituer son corps. C'est une façon de vivre pleinement sa vie.

Pour être votre meilleur ami,

Pour faire du mieux que vous pouvez,

Il vous suffit d'être.

Vous vous devez d'être aussi vigoureux que possible.

Il vous faut :

Un cœur qui transporte le sang sans entrave,

Des poumons qui inspirent et expirent à fond,

Des jambes capables de courir et de marcher au pas
de gymnastique,

Des bras musclés,

Un dos droit,

Une belle peau, des yeux qui brillent.

Faites de votre corps une assise,

Le fondement d'une vie agréable.

Soyez au meilleur de votre forme,

Mais gardez à l'esprit,

Toujours,

« Assez, c'est assez! »

— PATCH

APPENDICE

125 BONNES RAISONS POUR FAIRE DE L'EXERCICE

Faire de l'exercice c'est choisir le moyen
le plus efficace pour :

1. Acquérir une meilleure estime de vous-même et plus d'assurance.

2. Faciliter votre digestion.

3. Bonifier votre sommeil.

4. Décupler votre énergie.

5. Ajouter de l'éclat à votre teint.

6. Renforcer votre système immunitaire.

7. Modeler votre silhouette.

8. Brûler les calories superflues.

9. Tonifier et raffermir vos muscles.

10. Allonger vos muscles.

11. Améliorer votre circulation sanguine et réduire votre tension artérielle.

12. Rehausser votre moral.

13. Réduire la tension et le stress.

14. Maigrir pour atteindre votre poids santé.

15. Assouplir vos membres.

16. Développer votre force.

17. Augmenter votre endurance.

18. Nourrir le tissu qui recouvre vos muscles.

19. Aiguiser votre appétit pour des aliments sains.

20. Calmer les douleurs menstruelles.

21. Modifier la composition chimique de vos muscles et la régénérer.

22. Augmenter la rapidité de votre métabolisme.

23. Rectifier votre coordination et votre équilibre.

24. Corriger votre posture.

25. Éliminer la douleur et les problèmes de dos.

26. Modifier la façon d'utiliser les calories que vous absorbez.

27. Ralentir votre fréquence cardiaque.

28. Accroître votre masse musculaire en consolidant la fibre de vos mucles.

29. Stocker efficacement les glucides.

30. Assimiler plus efficacement les éléments nutritifs.

31. Accélérer l'activité des enzymes qui brûlent les calories.

32. Accentuer la taille et le nombre des anticorps de chaque cellule des muscles.

33. Solidifier vos os.

34. Intensifier la concentration de myoglobine qui transporte l'oxygène dans les muscles squelettiques.

35. Favoriser le transport de l'oxygène dans l'organisme.

36. Stimuler le foie.

37. Accélérer la vitesse de contraction des muscles et de ce fait, leur délai de réaction.

38. Transmettre plus rapidement les commandes au cerveau.

39. Fortifier les muscles du cœur.

40. Réguler le flux sanguin dans l'organisme.

41. Atténuer les varices.

42. Maximiser le débit cardiaque en augmentant le débit systolique.

43. Intensifier la contractilité des ventricules du cœur.

44. Augmenter la masse du cœur.

45. Augmenter le volume du cœur.

46. Intensifier la contractilité de l'ensemble des muscles du cœur.

47. Acheminer plus efficacement le calcium au cœur et dans l'ensemble de l'organisme.

48. Prévenir les maladies cardiaques.

49. Élever le taux de lipoprotéine de haute densité (HDL).

50. Abaisser le taux de lipoprotéine de basse densité (LDL).

51. Réduire le taux de cholestérol.

52. Diminuer les triglycérides.

53. Augmenter le taux d'hémoglobine qui transporte l'oxygène aux cellules rouges.

54. Augmenter la réserve alcaline du sang.

55. Éliminer plus facilement l'acide lactique.

56. Ralentir plus rapidement le rythme cardiaque après l'exercice.

57. Dilater un plus grand nombre de vaisseaux capillaires à l'exercice par rapport au repos.

58. Régulariser le flux sanguin dans les muscles au plus fort de l'exercice.

59. Stimuler les fonctions du système cardiovasculaire.

60. Stimuler les fonctions du système cardiorespiratoire.

61. Rythmer la respiration.

62. Élargir les capacités respiratoires.

63. Amplifier la ventilation des alvéoles pulmonaires pour une meilleure oxygénation.

64. Diminuer la sensibilité à l'accumulation de gaz carbonique.

65. Améliorer la respiration, de sorte que la ventilation pulmonaire apportera davantage d'oxygène.

66. Élever le métabolisme des os.

67. Minimiser les risques d'ostéoporose.

68. Fabriquer des tissus conjonctifs plus résistants.

69. Limiter les dangers de mourir du cancer.

70. Combattre plus efficacement les maladies infectieuses.

71. Permettre une meilleure relaxation neuromusculaire.

72. Se détendre plus rapidement et de manière plus profonde.

73. Atténuer la dépression.

74. Maîtriser les émotions.

75. Clarifier l'esprit.

76. Se sentir bien.

77. Activer l'efficacité des glandes sudoripares.

78. Conserver votre chaleur dans des environnements plus froids.

79. Résister davantage à la chaleur, du fait que la transpiration commence à une température du corps plus basse.

80. Parfaire l'état général de votre organisme.

81. Enrichir la densité de votre corps.

82. Faire fondre les graisses plus aisément.

83. Déraidir votre corps.

84. Adopter une attitude plus positive envers vous-même et envers la vie.

85. Libérer un taux plus élevé de noradrénaline, une hormone qui remonte le moral.

86. Sécréter des hormones qui apaisent la douleur.

87. Soulager la constipation.

88. Optimiser l'effet de l'adrénaline pour fournir plus d'énergie.

89. Rencontrer de nouveaux amis et développer des amitiés précieuses.

90. Socialiser pendant que vous vous remettez en forme.

91. Dépasser les limites que vous vous étiez autrefois imposées.

92. Apprécier davantage la vie parce que vous aurez acquis une meilleure estime de vous-même.

93. Profiter avec plus de plaisir de tous les types d'activité physique.

94. Paraître plus élégant(e) dans vos vêtements.

95. Pratiquer les exercices d'entraînement de manière plus constante parce que vous en appréciez les résultats.

96. Participer pleinement à la vie, relever plus de défis parce que vous avez une meilleure estime de vous-même et davantage confiance en vous.

97. Améliorer vos performances athlétiques.

98. Avoir une vie sexuelle épanouie.

99. Jouir davantage de la vie en général.

100. Vivre plus longtemps et plus agréablement, gagner une heure supplémentaire de vie avec chaque heure d'exercice.

101. S'entraîner constitue la plus parfaite mise au point qui soit pour le corps.

102. Lubrifier les articulations.

103. Élargir votre capacité de mouvement.

104. Avoir l'impression de maîtriser sa vie et croire que l'on peut la transformer.

105. Favoriser une plus grande concentration.

106. Colorer vos joues.

107. Contenir votre appétit, si vous vous entraînez entre 20 minutes et une heure.

108. Désamorcer les irritations.

109. Provoquer un sentiment de bien-être et de satisfaction.

110. Vivifier votre corps et votre esprit.

111. Goûter profondément la nature et le plein air.

112. Prendre davantage conscience de votre corps.

113. Dissiper ou prévenir l'ennui.

114. Corriger votre démarche.

115. Utiliser aisément en alternance votre cerveau gauche et votre cerveau droit.

116. Changer l'activité électrique du cerveau pour passer plus rapidement des ondes bêta aux ondes alpha.

117. Résoudre plus facilement les difficultés et souvent sans effort.

118. Entrevoir plus clairement les perspectives en ce qui a trait aux idées émises, aux questions complexes, aux problèmes à résoudre et aux défis à affronter.

119. Briser les limites et les blocages de la pensée.

120. S'accorder la chance de mettre à profit tout son potentiel.

121. Éloigner la maladie.

122. Vivre plus longtemps.

123. Se sentir mieux chaque jour et tous les jours.

124. S'éveiller à la vie.

125. Attirer les regards et vous faire dire : « Vous paraissez merveilleusement bien ! »

www.ingramcontent.com/pod-product-compliance
Lightning Source LLC
Chambersburg PA
CBHW061259110426
42742CB00012BA/1977